不 一 样 的 生 机 饮 食 养 生 法 系 列

[不一样的] 对症调理

吴永志 **Dr.Tom Wu** 著

国际生机饮食疗愈专家 生机饮食、调息运动和穴位按摩

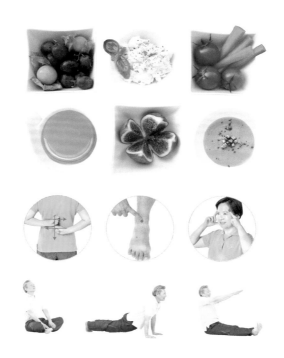

河北科学技术出版社

·石家庄·

图书在版编目（ＣＩＰ）数据

不一样的对症调理 / 吴永志著 . -- 石家庄 : 河北
科学技术出版社 , 2024. 8. -- ISBN 978-7-5717-2212-8

Ⅰ. R212

中国国家版本馆 CIP 数据核字第 20249CC697 号

不一样的对症调理

BUYIYANG DE DUIZHENG TIAOLI

吴永志　著

责任编辑： 李蔚蔚　　徐艳硕

责任校对： 李　虎

特约编辑： 刘　昱

美术编辑： 张　帆

封面设计： 李爱雪

排版设计： 刘　艳

出版发行： 河北科学技术出版社

地　　址： 石家庄市友谊北大街 330 号（邮编：050061）

印　　刷： 固安县保利达印务有限公司

经　　销： 全国新华书店

开　　本： 710mm×960mm　　1/16

印　　张： 22

字　　数： 302 千字

版　　次： 2024 年 8 月第 1 版

印　　次： 2024 年 8 月第 1 次印刷

书　　号： 978-7-5717-2212-8

定　　价： 78.00 元

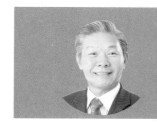

作者特别声明

本书旨在将个人多年的养生与临床经验和读者分享，帮助读者改变不合理的饮食习惯与生活习惯，并为读者提供保健防病之参考，但绝对不能取代医疗。

读者若有疾病或身体不适，建议配合专业医师诊治！特别提醒，癌症病友务必遵照医嘱手术、化疗、放疗等，同时实践生机饮食，双管齐下，效果会更好！

书中所有内容仅供保健防病参考之用，绝非任何诊断或医疗方法，也不是推荐药物或自我诊疗的准则。

所谓自然疗法，是以天然无害的方式（如天然的食物）协助人们改善健康状况。本书所提供的食疗方法，因个人体质、症状、血型，以及自律性、信心、决心、恒心的不同，就算很努力地实践身体大扫除与大调整，以期用几个月的时间获得健康，效果也不一定相同，因此绝不可一概而论。若尝试执行书中方法四个月后，身体无明显改善，请读者不要一直坚持下去，因为有些食疗方法不一定对所有人都有效、对所有病症都能成功治疗，应尽快寻求医师的专业意见与治疗。

另外在此严正声明，书中提及的食材及营养品，只是想让读者得到准确的信息，以方便采购，与本人并无利益关联。敬请读者认清，勿被误导。

最后，本人因经常受邀到世界各地演讲或授课，并参与慈善工作，行程紧密，恐无法答复所有读者的电子邮件及传真咨询，敬请读者体谅。

吴永志

一位**兼容**并蓄的医生

何飞鹏 | 城邦媒体控股集团CEO，台湾地区数字出版联盟理事长

我是一个相信专家，又怀疑专家的人，因为我更相信自己。作为病人，我是一个"麻烦"的病人。我听取医生分析的同时，也会自己查资料比证，寻找最适合自己的治疗方法。这对于专业的医生或许是不敬的，但我就是这样一个固执的人。

所以，当几年前吴永志医师第一次与我们出版社[1]合作出书时，我的心情是复杂的。因为他是一个另类疗法的医师，不是正统医学的西医或中医，再加上编辑所描述的他的经历是如此特殊，我又如何能轻信呢？

我告诉出版社同事们，要仔细确认吴医师的所有经历，也仔细阅读书的全部内容，一定要保证经历属实，且内容都是有医学科学依据的，我们才能出版。

就这样，通过我们的反复核查，吴医师的第一本书《不一样的自然养生法》面世。此后这个系列出了好几本，都长销不衰。书中的主要内容，是每日喝蔬果汁来保健。我自己再三揣摩后，觉得是有道理的，不妨一试，从此

---

[1] 指本书台版的城邦集团原水文化出版社，本简体版为在原版基础上的修订第二版。——编注

也成为蔬果汁健身的奉行者。

吴医师的书出版之后，一纸风行，带动了台湾的蔬果汁养生风潮。但也引起了一些质疑，有人说他不具备医师的身份，有人说他的经历夸张。针对他的学历和医师资格，我们一一确认属实。但我也不由得反思：出版这本书是对的吗？

于是我重新回到出版人的初衷：只要是对读者有帮助、有效益的书，都是我们出版的范围。而我自己作为读者和"蔬果汁健身法"的实践者，亲身体会如何呢？自从奉行吴医师的方法之后，我自觉神清气爽起来。我只能用"神清气爽"形容，进一步的私密不便透露。但我确定吴医师是对的，这本书的内容是对读者有帮助、有启发的。

尽管我们与吴医师经过许多波折，但事后看来，许多的说法只是医学上的派系之争，无损于吴医师的专业性与被信赖。

之后，我与吴医师有了更多的接触，发觉他是一位兼容并蓄的医师。他曾受过西医的训练，也涉猎中医的知识，再加上对自然疗法的钻研，几乎把所有医学的优势整合成他个人独特的观点和诊疗方法。他会从细微的病灶上探询各种可能性，将天然的疗养法应用在病人身上。他分析病情的准确性，常常让人惊异。

但更重要的是，他强调健康的保养。一个人如何用健康的生活方法、健康的食材、健康的烹饪方式，来长久地维护健康。他把大部分精力用于推广健康的饮食和生活态度上。其中的素食理念，又与当下最热门的绿色环保生活观念吻合，这也是吸引我最重要的原因。

虽然我是一个不太听话的病人，没有全然按照吴医师的方式奉行，但局部实施已经让我的健康有了进步。所以，我知道他是位有爱心、有责任心的医师，是一个真正大爱无私的人，不是为名利而是真心实意要去帮助大家。

传播**自然**养生法，帮助需要帮助的人

李妙珍｜退休护士长

我是一位退休护士长。在西医的养成教育中，"有病看医生""按时服药""疾病早发现早治疗，治愈率高"等是不变的通则。

从事麻醉护理师工作的三十余年里，我看尽了人间的生、老、病、残，甚至死亡，总是感叹人生的无奈与无常。2008年1月下旬，弟媳秀媛因车祸伤及颈椎第二至六节，进行了手术治疗，以及两个多月的复健。不料同年4月中旬，她又诊断出乳腺癌第三期。我心想，怎么会有这样的磨难呢？难道是命运在折磨、考验她吗？西医的教育及工作经验告诉我，唯有快速将肿瘤切去，斩草除根才是最好的治疗方式，因此我建议弟媳赶快去治疗。

秀媛本身是位寿险从业人员，处理过不少癌症的理赔案例。她见过许多癌症转移及复发的案例，因此竟然毫不考虑接受西医治疗，反倒希望采用自然疗法。当时我心急如焚，对于她的屡劝不听无法理解。但她力排众议，没想到短短半年时间，她的肿瘤体积由4cm缩小到1cm；2009年元月复诊时，肿瘤已完全消失，找回了健康！

不只她，就连我小弟的乙肝病毒，也通过自然疗法而有了抗体。当时他们一再跟我强调，吴博士的健康理念是排毒（蔬果食疗法）、喝水、运动、舒压放松、按摩、晒太阳（吸收维生素D_3）、调整养生作息时间，以增强免疫系统。全方位执行以改变体质，才是抗癌最根本的方法。仔细思考后，我

深觉有道理，从此也就尊重她的选择。

得知弟媳肿瘤消失的消息，全家老小都非常高兴。最感恩的是吴博士及夫人给予的鼓励和支持，加上弟妹全家的努力配合，才有这惊喜的成果。这成果也让原本要求手术、化疗和放疗的医师感到惊讶和好奇；也让我改变多年来对西医和药物的观念，开始以开放的心态积极学习自然医学、生机饮食与养生保健有关的知识。

吃错食物、缺乏运动和过度压力，让现代人染上了文明病。我周遭的亲朋好友们耳闻目睹我家的真实案例后，纷纷开始注意不一样的自然养生法，开启了新的健康思维和理念。

犹记2009年，台南地区"八八风灾"灾情惨重。吴博士及夫人在国外得知高雄县六龟幼儿园需要援助时，爱心不落人后，不仅在国外积极协助募款，还从美国远道归来，冒着台风及灾后六龟道路严重崩坍的危险，经过溪边颠簸的、临时疏通的小路来到幼儿园，送来关怀与捐助。他们平时对台湾地区的幼儿园、养老院、庇护工场[1]、更生团体[2]和教会，就是如此无私地捐出版税、付出大爱相助。我由于秀媛的关系，有幸与吴博士及夫人结缘，也因与六龟幼儿园园长及夫人熟识，而陪同吴博士及夫人造访六龟幼儿园。二老沿途对同行者的关怀、对院童的关爱，及当晚冒着大风雨还到每个房间去看孩子，细心指导老师照顾6位H1N1的病童——如此忘我的大爱，我看在眼里，着实感动。2011年过年，二老行程档期排满，还惦念着六龟院童，特地又包了红包要我们代劳，将红包及从美国送来的巧克力和健康食品发放给幼儿园的每位小朋友，让他们感受到温暖与爱。

爱是不分国界、宗教，不分你我的。吴博士及夫人将爱带给需要的人，

---

[1]　对于身心残障者实施庇护性就业的一种模式和场所。——编注

[2]　台湾地区的更生保护制度是对出狱人员给予帮助、协助改造，使之回归社会并预防犯罪的一种制度；类似于大陆地区的安置帮教制度。更生团体是从事这类工作的人员，以民间组织为主。——编注

传播不一样的自然养生法，让多少走过死亡幽谷的人重获新生，找回健康。因为有吴博士及夫人，我弟弟一家才能重获健康和幸福生活。希望大家在这两位可敬长者的影响下，也能从本书中学习这不一样的自然养生法；也能带动整个社会，将他们的无私与爱心发扬光大，帮助更多需要帮助的人。

一段与吴医师及其**治愈**病患的机缘

郑宏志｜台北荣民总医院神经医学中心神经修复科主任，
台湾阳明大学医学院药理所教授，瑞典卡罗林斯卡医学院神经科学博士

　　我是一名临床外科医师，兼台湾阳明大学医学院药理所教授。我在欧洲受过全套的神经医学博士训练，讲究的是以科学事实、眼见为凭的实证医学法则来进行诊断和治疗。在传统的学院派医学体系中，对于另类疗法，比如自然医学，是充满着怀疑和疏离的。但既然本人信奉实证法则，那么对于发生在我行医生涯之中亲眼所见、亲身体会的另类疗法成果，我必须承认并予以尊重。

　　人类整个医疗史，就是一个寻找论病施治的生理、病理、药理等各方面真理的过程。虽然现代医药科学号称开明，但那是和过去蛮荒时代相比；对于人体全部知识的了解，我们可能只比从前多了10%～20%而已，还有百分之七八十尚待发掘。我们去看50年前的医疗步骤和做法，很多是落伍、错误甚至可笑的；同样，未来几十年后再看现在的医学，难保不会出现类似的状况。

　　既然如此，对于学理部分尚不很清楚，但临床实际却看到效果的经络医疗、蔬果养生等自然疗法，就应该采取正面开放的态度。说不定在未来某个时候，等它的学理和实证搞得更清楚了，就变成了医疗的主轴之一；而今治

疗癌症等大病所例行的，代价极大的开刀、副作用极大的化疗和放射线治疗等，会被未来的医学认为不必要，也是可能的。

认识自然疗法吴永志医师，是我治疗黄秀媛小姐时的一段机缘。黄小姐是我的病人，因车祸颈椎压迫脊髓，经过外科减压及固定手术之后，神经症状改善，并持续在门诊追踪和复健。不料祸不单行，她的左乳房长出硬块，经过我转安排到一般外科检查及切片，证实为4厘米×2厘米、扩散至周围淋巴结的三期乳腺癌。确诊之后，她来我的门诊咨询治疗方案，我劝她赶快外科手术切除，之后接受化疗及其他治疗。

乳腺癌治疗在最近几年大有进步，治愈率比过去提升很多，但她此后却消失了一段时间。大约1年之后，她又出现在我门诊室，气色红润，自信和喜悦写在脸上。我询问应该是做完手术和化疗吧。她却回答不曾手术和化疗，而是走了另外一条路——自然疗法。我觉得稀奇，随即调阅前后所有的影像数据及病理切片报告，确认她是乳腺癌无误，而且后来的片子显示左侧乳房硬块完全消失。

依我个人的看法，治病的方向是可以多元的。或许原来手术、化疗也可以治好她的病，借助的是外力的手术切除和化学分子注入身体去追杀癌细胞；但她选择了另外一条路，靠经络调整、蔬果营养、改正饮食、改变生活作息、运动等，乃至正念思考，调节自身的免疫及其他防卫系统来歼除或良化了癌细胞。所以，这次她的命是自然疗法救的。至于哪一条路对于治愈的胜算比较大，有待于后续科学性的比较才能定论。不过可以确定的是，自然疗法是值得继续探讨和深入研究的。

由于黄小姐的这段经历，当她和丈夫李先生提出2010年10月吴永志医师来台，邀请我见面餐叙时，我便一口答应了。见到了吴医师夫妇，经过简单的叙礼后，吴医师叫我脱去袜子，观察我脚底的气色血流。他当下就说，我的肝较弱，而且一周顶多只能吃一天的肉，还提供给我一些针对强肝的蔬果疗法。在此之后，我尽量执行其吩咐，已有半年之久，感觉的确较为神清气爽，而且通便比较正常。

　　虽然这只是我对吴医师粗浅的认识，但是回忆那天跟他讨论的现代疾病的致病因素，发现现代人饮食偏离健康太多。我们吃太多的肉、太多的加工食品，这些食品中又有太多的化学污染，难怪癌症、心血管疾病及中风等一直持续增加。我想，回归到较为自然的、符合我们人类老祖宗总结的身体所能承受的食物，是比较明智的做法。配合其他自然疗法，如经络调整、养生运动等，可能是未来增进人类健康水平所应该推广到全民的一种生活方式。

　　吴医师邀我为其新书《不一样的对症调理》写序，个人才疏学浅，若片言只语能有益于推广这种天然无害的养生方式，则其幸甚。

帮助更多读者找回健康是我最大的心愿

《不一样的自然养生法》首版上市后，在中国台湾地区、香港地区及新加坡、马来西亚、北美等地获得热烈反响。之后再发行至中国大陆、泰国、韩国、日本，乃至世界各地的华人地区，让我备感荣幸，也深刻感受到百万读者对健康的重视与殷求。

可见大家都希望通过有机天然的蔬果、五谷和干净的水来吃出健康，并通过改正不良的生活习惯、适度运动和快乐心情，来启动自愈力和免疫力。换言之，许多人都期望能从改变食物和生活作息来重拾健康，不想生病时依赖药物或手术等更伤身体的方式解决。只有彻底明白"病从口入"和"预防胜于治疗"的箴言，才能摆脱病魔的困扰，成为健康的主人翁。

自从《不一样的自然养生法》出版后，我陆续收到许许多多读者的电邮、传真来咨询关于个人和亲人的健康问题，却没有足够的时间一一指导。因此，我将读者的诸多疑惑整理在第二本书《不一样的自然养生法：实践100问》里，来代替本人统一作答，并对各类健康案例提出一些共通性的解决方法。出这两本书的初衷，是让大家能自救、救人。在尚未生病时有所醒悟，在生病后及时止损，改变以往错误的生活习惯，重新找回真正的健康和快乐！

事实证明，许多读者照着这两本书的内容去做，在短短几个月或者一年半载里，健康已获得明显改善！我看到那些致谢的电邮和传真，真是满怀喜悦。感谢书让我将毕生的临床经验、养生精髓与百万读者分享，让我即使老了、退休了，甚至上天堂了，还可以让知识继续传播下去，帮助更多人得到健康！

因此，当你拥有这两本书，并愿意认真执行时，就像买了一张全家人的"健康保险单"，成为自己和家人的营养顾问；而且也做了一件善事，让我有版税来奉献给世界各地竭尽心力照顾、帮扶、引导弱势群体的公益团体。我想由衷地向读者们说："谢谢你们的大力支持！"你们也是付出爱心的一分子，你们都是善心的人。

但不可否认，还有读者需要更详细的健康知识，却因我常在各地做健康讲座或指导、参与公益活动等未能及时响应，让他们心如热锅上的蚂蚁！更有读者不辞辛劳，远道来我的医院希望我能帮忙！每每想到这么多人渴望健康，我便感到心疼，也因此下定决心抽出时间再出这第三本书《不一样的对症调理》。本书分为4部分：

第1部分，教导大家如何在生活中实践不一样的自然疗法，提供早、午、晚餐的饮食内容与生熟食的建议比例，也谈及运动、心灵疗愈的重要，让全家人都能从预防医学的角度来保健养生和调理慢病。

第2部分，分享数十例不同重症治愈的个案。让读者能从真实案例的食疗及营养补充品的运用过程中，有个整体的概念来作为参考或借鉴。让大家知道，所谓的"绝症"不一定是绝症，看到自然疗法发挥的辅助功效。但有一点补充说明：每个人的病情轻重各异，书中的食疗内容和营养补充品的分量是根据当时病人个体状况而制定的，不一定完全适用所有人！能改善他人健康的食谱，照吃未必能改善你或者亲友的病情。

第3部分，分享对症调理运动法。希望读者明白，不是只靠喝几杯蔬果汁和吃对食物就能得到健康，正确且适量的运动也是健康良药。跟着我练习"养生调息运动"，能让你一整天都充满朝气和活力。

第4部分，分享对症脚底和全身按摩法。这些都是很好的保健方法，可改善肩颈酸痛、头痛、耳鸣、失眠、疲劳和紧张等情绪。

健康是整体的，包括身、心、灵全方位的平衡。多方面的搭配和照顾，是大家每天应做的日常工作。这是我40多年来的临床经验，供大家参考。读者应根据个体病情，寻求当地专业医生的诊断评估后，加以思考分析，再决定采取哪种治疗法是可行或最适合的。因为患者自己的决定及信心，加上家庭成员的支持，就已经医好了疾病的一半；相反，怀疑、没信心、盲目地做任何治疗，只会浪费宝贵的时间及金钱，加深身体的痛苦创伤，不可不慎！

在此，请容许我以数十年的行医经验，提出一些在诊断学上很重要的个人见解：在每年做体检时，务必请医生在验血的项目中加入筛检所有器官癌症的指标（见附录二），这样可以提早5～15年预知身体内是否有癌细胞的存在；在日常生活中，吃对自己血型的食谱及改变不良的生活方式，并每天喝蔬果汁及补充正确的营养品，就能常保健康。我所提到的营养补充品都是从天然食物中萃取出的精华，放入胶囊或压成片状，却不会改变其营养价值，也不会在治标的同时伤了身体！

当我建议喝蔬果汁和服用天然的营养补充品时，很多人会问："这样喝蔬果汁会不会太寒？这些营养品的成分是什么？有没有毒素？会不会有副作用……"读者要摒除过去一个错误的观念，以为用化学药物治病才叫最科学、最高明的医学，反而对上天赐给我们的一切自然有机食物产生怀疑！要知道，非天然的东西，身体是很难代谢的。有时太容易得到的东西，人们反而觉得不值钱；太简单的道理，反而不看在眼里。现代人追求美食，说是享受人生，其实是糟蹋生命、慢性自杀，往往被私欲蒙蔽而导致疾病缠身。只有天然的东西才能真正帮助身体康复，所谓："顺天者昌，逆天者亡。"天就是指天然，顺天是指顺其自然，追求健康要顺着人体自然的本能；用药物抑制人体的免疫和自愈系统功能乃违反自然、自取灭亡，如何能把病治好呢？

大多数疾病都是由于免疫和自愈系统失调及不平衡所致。身体才是你最好的检验室，马上就会告诉你最正确的答案。医生只不过治疗小部分的差错而已，大部分的健康及痊愈还是得靠你自己去努力争取，其实上天早已在你身体上安置两位"免疫"和"自愈"大医生了。只要你肯提供它们所需的营养及植物生化素，它们就会无怨无悔、义无反顾地保护你的健康。

总的来说，要有一个真正健康的身体其实不难，问题是肯不肯改，肯不肯去做。我将几十年的临床经验中遇到的病人分为三类：

第一类人是有信心、恒心和极高的自律精神，坚持不懈，又有善心和爱心。这类病患康复的成功率很高。

第二类人开始时很有信心，但越做越没恒心，时做时停。这类病患不会好转，但也没有恶化，病况不好也不坏。

第三类人是还没开始做就问东问西，健康咨询后第一句话就是："好难啊！"马上拿很多借口，使自己不去做。因此，放弃的那一刻，就是失败的那一刻。

所以，读者若能有信心、恒心去天天实践，一定可以在短短几个月内感受到身、心、灵的明显转变。

以下则是我到世界各处演讲时，常常与听众共勉的座右铭：

★ 世上没有医不好的病，只有医不好的人，因习性难改。

★ 把食物当作你平日的药物，不要把药物长期当成你的食物。

★ 吃得好，睡得好，心情好，身体自然会好。

★ 要乐观，放得下，纾解压力，有包容和宽恕的心。

★ 舍己为人，爱人如己，多去关心和帮助别人。

期望读者好好研读这本书，明白我的用心，对内容融会贯通后落实在生活中，把健康经营好！当然这不是一两天的事，而需要长期的实践，才会换来一个真正健康的身体。总之，一分耕耘，一分收获；一分自律，一分成功。健康掌握在自己手中！敬祝大家身体健康，平安快乐！

第二部分

不一样的对症自然疗法案例

第三部分

不一样的对症调理运动

第四部分

不一样的对症改善按摩

附录

致谢

第一部分
Part 1 不一样的
　　　自然疗法

停止致病饮食

在古希腊的神话故事里，有这样一个故事。

有一天，天上的火（即闪电）燃烧了一大片森林，也烧死了很多动物。地上的人第一次闻到用火烧焦的肉香味，尝到用火烧烤的熟肉美味，开始厌倦吃生冷无味的食物。他们希望天天吃到用火烤熟、煮熟的香脆食物，因此商量派使者到天上偷取火把。

天神早就知道使者的来意，对使者说："我会给你火把，也给你一个'潘多拉盒'，当你将火把交给地面上的人类时，也要立刻叫他们打开这个盒子。"

使者回到地面时，就照着天神的吩咐，把火把交给人类，也同时打开装满痛苦的盒子，盒子内的一切病痛就飞了出来，飞到地上的每一个地方！

这个故事蕴藏了很深的寓意。古代有智慧的人已经知道吃煮熟、烧烤过的食物会带来疾病的痛苦，才用这神话来警诫大家！

吃煎、炸、炒、烤、烧法制作的食物，带来疾病痛苦

可不是吗？现代医学研究已经发现，快餐店里卖的香脆、好吃又便宜的煎、炸、炒、烤、烧法制作的食物，含有很多致癌毒素：

★ 炸鸡腿、烤肉之类的食物都须高温熟成。高温烹制的肉类会产生很多杂环胺（Heterocyclic Amines，简称HA），这是一种剧毒致癌的物质，会破坏人体细胞膜，导致高血压、高胆固醇、血管硬化、心脏病；基因变异也是癌细胞的开始，长期吃这类食物会让癌细胞累积成癌肿瘤，如淋巴癌、胰腺癌、肝癌、肠癌及肾癌。同时，高温煎、炸、炒、烤会使油脂高度氧化，令胰脏的脂肪酶疲于应付，引发胰脏功能失常，带来糖尿病及肥胖。长期吃高蛋白质的食物还会伤害肾脏，引发痛风、类风湿、关节炎、肾衰竭等。

★ 炸薯条、烧饼类的食物都要使用高热的油。油脂经过高热会产生很多丙烯酰胺（Acrylamide），这是一种致癌剧毒的物质，吸收过量不但可能引起甲状腺癌、乳腺癌、卵巢多囊肿瘤、胰腺癌，还会引起高血压、高胆固醇、高甘油三酯、心脏病、中风等病症。

★ 炒面、炒米粉、炒饭之类的食物会吸收很多高浓度的氧化油脂。高温高浓度的氧化油脂会产生闻起来很香，却含剧毒的多环芳烃（Polycyclic Aromatic Hydrocarbons，简称PAH）。这种有毒物质吸收过量，会引起胆囊炎、胆囊肿瘤、肝肿瘤、乳房肿瘤、卵巢多囊肿瘤、子宫肌瘤、高血压、心脏病、中风、糖尿病等病症。

★ 汽水、奶茶、糕饼、馒头、意大利面、通心粉等都是属于高糖、高淀粉的食物。高糖分会使血液过于浓稠，可能引起手脚麻痹、头晕头痛、糖尿病、高甘油三酯、血管栓塞、心脏病、中风、肥胖、失眠、抑郁症、癫痫症、失智症、癌症等病症。

由此可知，许许多多的病症都是由于饮食不当所致！那为什么仍有这么多人管不住嘴？难道不怕生病吗？

谁不怕生病？只是不知道长期爱吃这类食物会带来这么多病痛而已！所以世界卫生组织才会警告大家："疾病始于无知！"（Diseases come from ignorance!）

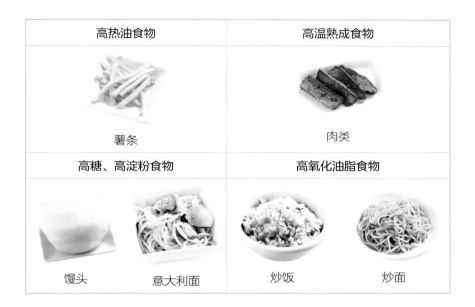

高热油食物	高温熟成食物
薯条	肉类
高糖、高淀粉食物	高氧化油脂食物
馒头　　　意大利面	炒饭　　　炒面

不要把药物长期当成你的食物

　　我们无知地天天乱吃煎、炸、炒、烤、烧法烹调的食物，甚至无知地滥用药物，不但得不到健康，还会得到许多不必要的病痛与致命的危机！

　　大家要明白一个事实：药物能暂时控制病情，将严重危急的病症先缓和下来，这点毋庸置疑；然而接下来应该靠病人自身修正饮食和生活习惯，让食物与运动变成健康良药，双管齐下，用几个月来让身体慢慢改善。若只想一味长期地仰赖药物，而不改正错误的饮食与生活方式，难保不会带来更严重的副作用。例如，长期服用降胆固醇药，恐怕日后会引起肝硬化、脂肪肝；长期服用治疗高血压药，恐怕日后会引起肾衰竭、洗肾（透析）；长期服治疗糖尿病药，恐怕日后会带来眼疾、截肢的隐患，等等。

　　药物能治病也能致命，大家真的不可不慎！

　　因此，知道了疾病的起因，就要立刻下定决心回归大自然赐予我们的最天然的饮食生活：吃得对，喝得对，起居定时，常做轻松的运动，常到户外活动吸取新鲜的空气，常保喜乐的心，常关心自己也关心别人，常有善心帮助别人，常正面地对事、对人，有信心，不放弃……这才是整套的生机饮食生活，而不是只喝几杯蔬果汁，吃一些沙拉，就算实践了"不一样的自然养生法"。

以上所说，都是每一个人能够做到的。真正的健康掌握在你自己的手中，不要再让无知毁了你的一生，不要把药物长期当成你的食物！

怎样吃不生病？大自然已预备好对症下药良方

西方有句谚语："一天一苹果，医生远离我。"我们若能天天吃天然生长的蔬果、谷粮和豆类，就会很少生病，因为这些天赐的食物就是良药，能果腹也能治病、防病！大自然知道人体所需要的一切：蛋白质、氨基酸、脂肪、油酸、淀粉、水分、单糖、多糖、活性矿物质、微量元素、维生素、抗氧化剂、酶素等，来供应身体的每一个细胞、器官和生理系统。尤其是免疫系统和自愈系统这两位"大医生"，让我们能健康地尽享天年。

如果因为过去无知，已经吃了很久的煎、炸、炒、烤、烧法制作的食物，和染上了抽烟、喝酒的坏习惯，又该怎么办？

不用怕！请立刻悬崖勒马，我们天赐的两位"大医生"还是会无怨无悔地保护和修复已经破损的细胞、器官。只要我们肯提供它们所需要的营养，给它们一个机会：

★ 每天喝4～6杯含高量植物生化素的蔬果汁，来净化血毒、活化免疫和自愈系统；

★ 每天午、晚餐吃蔬菜沙拉和五谷豆米饭，来保养五脏六腑；

★ 每天运动20～30分钟，来活动筋骨（适量运动）；

★ 每天喝6～8杯活性水或纯净水（水是生命之源）；

★ 每天有3～4次大便，来排出废物毒素（若要长青，大肠常清）；

★ 每天大笑300声，分5～6次来做（喜乐乃是良药）；

★ 每天要有充足的休息（早睡早起身体好）；

★ 每天做一件善事或帮助别人（日行一善）。

大自然的健康良药

天然的降血压良药	西芹、芽菜、西葫芦、丝瓜、佛手瓜、川七叶、大蒜、洋葱、菇类等
天然的降血糖良药	苦瓜、南瓜、茗荙菜、大黄瓜、肉桂粉、小茴香粉、葫芦巴粉、丁香粉
天然的降胆固醇良药	全生坚果、黑木耳、白木耳、甜菜根、卵磷脂、红曲米菌、白豆、燕麦米（不是燕麦片），以及天天保持3～4次大便，每年春天做一次4天的排胆石（参阅168页）净化胆囊与肝脏
天然的降甘油三酯良药	天天在强阳光下快步走20～30分钟，吃沙拉时多放点含中链甘油三酯（MCT）的椰子油或石榴油和丁香粉

进阶调整饮食

如前所述，不是光靠喝蔬果汁就能长命百岁、百病全消，还要吃得对！我从第一本书《不一样的自然养生法》开始，就提倡根据血型吃对食物比例。从食荤到食素，可以分为"四阶段调整饮食"，只要按阶段逐渐改善体质，身体就会远离疾病，变得越来越健康。

大量蔬果、少量肉类

"四阶段调整饮食"是指：第一阶段，将大鱼大肉稍稍减量，增加一些生鲜蔬果的量；第二阶段，大鱼大肉再减分量，避免煎、炸、炒、烤、烧法烹调的食物，新鲜蔬果再增量，多吃烫青菜；第三阶段，大鱼大肉的分量再降低，食用大量蔬菜，一半比例为生食或蔬果汁，另一半为稍烫一下的熟食；第四阶段，完全不吃鱼或肉，或者一星期只吃两次少量的鱼或肉，全面大量地吃蔬菜和饮用蔬果汁。如果您能认真调整执行，那么恭喜您，如此善待自己，相信您的身、心、灵也会善待您！

吃对你血型的食物

每一种血型应该吃的食物，简单分类如下。

★ A型血者：建议多摄取蔬菜类，水果、坚果类次之，动物性蛋白质越少越好，最好每周1次，不超过2次。最好吃全生蔬果，这样就能远离心血管疾病（高血压、胆固醇、心脏病）、胃病、癌症等。

★ B型血者：建议多吃蔬菜、五谷类，水果、坚果类次之，动物性蛋白质比A型血多一些，但比O型血少很多，即每周最多2次，不超过3次。多种谷蔬搭配，营养均衡，不能偏食。忌吃乳制品及鸡肉。最好生食及水煮，这样就能远离神经系统疾病、痛风、肾脏病、淋巴癌、脑瘤等。

★ AB型血者：建议多吃蔬菜、豆类，水果和五谷类少吃，动物性蛋白质同B型血（比A型血多一些，但比O型血少很多），即每周1次或2次。忌吃乳制品、花生及煎、炸、炒类的食物，就能远离糖尿病、心脏病、肾脏病、皮肤病、风湿等疾病。要多做善事帮助别人。

★ O型血者：建议多吃蔬菜、水果及豆类，动物性蛋白质可比B型和AB型多些，但也不能天天吃，每周最好3次。忌吃乳制品、花生及煎、炸、炒类的食物。最好多运动、多用体力，少发脾气、少情欲。这样就能远离肺病、性病、花粉症、腰疼背痛等。

黄金食物比例

60%蔬菜+30%五谷、豆类、水果

　　了解了调整饮食阶段和不同血型的饮食宜忌，那么每天三餐该如何分配食物比例呢？从我个人数十年来对生机饮食的研究、患癌康复的经验，和为病人提供的食疗建议获得良好的成效，将有益健康的食物比例原则分享如下：

★ 60%蔬菜

★ 10%五谷米（荞麦、小米、燕麦、糙米、黑米）

★ 10%豆类（稍微发芽的各种豆类）

★ 10%水果

★ 5%生坚果、生种子

★ 5%动物性蛋白质（每餐只选择一样：海鲜、蛋类、家禽、肉类、羊乳制品）。

　　如不想吃动物性食物，可以将10%的豆类增为15%。发芽豆的蛋白质比动物性蛋白质多出几倍，是癌症患者最需要

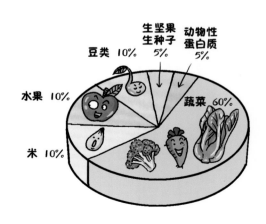

▲ 有益健康的食物分配比例

的蛋白质，但一定要每口细嚼40下再吞下！

85%生食+15%熟食

早餐该怎样吃才健康？

★ 全家老少——起床先喝1大杯微温的海盐水：在1杯成年人500毫升、小孩250毫升活性水或纯净水中，加入1/4匙天然有机矿盐或海盐（高血压者只加1/8匙，低血压、手脚冰冷者可增至1/2小匙），稍微摇匀后，慢慢一小口一小口喝，在口中漱动几秒再吞下。

喝完半杯后，余下的微温活性水可服用1～3粒益生菌片或胶囊，分量视个人需求而定。增加消化系统益菌的数量，能同坏菌对抗，争取地盘，保护大肠环境的清洁。

净化了消化系统后，就可以吃早餐了。

★ 成年人——喝2杯蔬果汁，可再补充蔬菜汤、五谷米粥或酸味水果：喝完海盐水后，再喝2杯240毫升含有高植物生化素的蔬果汁。食材为番茄、胡萝卜、甜菜根、芦笋、猕猴桃、苹果、各种莓类、枸杞子及活性水（以上食材分量随意，最好蔬菜多于水果），再加2片姜、1小匙姜黄粉、1小匙亚麻籽、1小匙芝麻，放入蔬果机内打2分钟即成。

因为早餐是身体排出废物及毒素的时间，所以喝1～2杯全营养蔬果汁能有效地将废物毒素排出体外；况且用大功率蔬果机打出来的蔬果汁是微温的，很适合全家老少一起喝。

请记住，最好用吸管将蔬果汁吸进口中，慢慢细嚼约10下与唾液混合后吞下，更有利于营养吸收和消化。

成年人早餐建议进食顺序

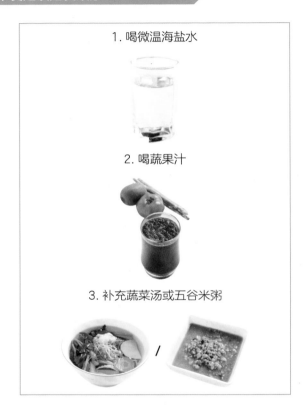

1. 喝微温海盐水

2. 喝蔬果汁

3. 补充蔬菜汤或五谷米粥

每天6～7杯蔬果汁如何分配时间?

任何空腹的时候，都可以喝蔬果汁。但餐前1小时喝，能让身体吸收更多的营养和植物生化素。建议每天喝6～7杯蔬果汁的时间分配如下。

★ 早上2杯当早餐，没有饱腹感可在出门时再多喝1或2杯；赶着上班者，可装入保温瓶里带去公司喝。

★ 午餐前1小时喝1～2杯，之后再吃午餐。

★ 晚餐前1小时喝1～2杯，之后再吃晚餐。

当然，煮熟的蔬菜、五谷、杂粮、豆类也含有膳食纤维与植物生化素，只可惜相比于生食，会流失较多营养素，不过仍比吃含有化学添加剂的面包、馒头、加工麦片、白粥健康多了！更何况许多人早餐吃培根、奶油面包、香肠热狗、煎蛋、奶茶、咖啡等，更会减慢身体的排毒速度。所以尽快纠正以往错误的吃法，才能活得更健康，减少苦痛和疾病！

喝完2杯蔬果汁后，若仍没有饱腹感，可以再多喝半杯或1杯，或另煮蔬菜汤（食材分量随意）补充；也可用五谷米或十谷米加1小匙姜黄粉、5～6粒大蒜、适量玉米粒煮成粥来吃；或者吃些含维生素C高的酸味水果。

★ 儿童/青少年——先喝蔬果汁，再补充五谷或玉米：孩子起床后先喝1杯微温海盐水，接着喝1杯240毫升的全营养蔬果汁。食材有番茄、胡萝卜、甜菜根，多加些水果如苹果、莓类、葡萄、枸杞子。每样分量随意，但为了让孩子容易接受，刚开始不妨多放点水果，让他满足口欲后再慢慢将水果的分量减下来。但不建议食用香蕉、梨子、西瓜、哈密瓜、甜瓜、木瓜等较寒凉又会降低免疫力的水果，因为孩子们的免疫力尚未完善。

如果孩子常容易感冒，建议再加入益生菌及辅酶素（分量视个人需要而定），和蔬果一起打碎喝。这样孩子的体质就会慢慢改善，智力、专注力也会增强。

喝完1杯蔬果汁后，如还不够饱，可以再喝半杯或1杯蔬果汁，或者补充1碗用五谷米或十谷米加玉米粒（分量随意）煮成的粥。五谷米含有一切对脑有帮助的B族维生素，而玉米含有对眼睛好的营养成分，对入学的孩子帮助很大！如果孩子不喜欢喝粥，可以吃1根蒸玉米；如果肯吃全生的有机玉米，补眼、补脑的功效会更高。但记得吩咐孩子细嚼，才能释放出植物生化素。

儿童/青少年早餐建议进食顺序

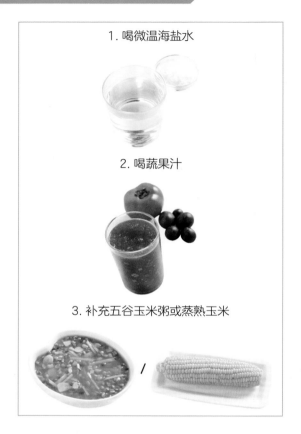

1. 喝微温海盐水

2. 喝蔬果汁

3. 补充五谷玉米粥或蒸熟玉米

　　每隔一天喝完蔬果汁后，也可以让孩子喝半杯羊奶（千万不要喝牛奶）；一周可以喝1盒酸奶，或半杯坚果奶，如此变换，来增加营养的摄取。以上食物内容的顺序对孩子最有益，请注意为要！

午餐该怎样吃才健康？

★ 午餐（最好中午12点左右）先生食再熟食，有助于身体吸收营养：午餐是身体吸收蓄存营养的时间，所以务必尽量提供给身体最好、最丰富的营养，而全生的沙拉、发芽豆类、酸味水果、生的坚果、各种天然香料就是最佳食物！

午餐前1小时，可以先喝1杯蔬果汁；正餐再吃些酸味的水果来帮助开胃，如苹果、百香果、猕猴桃、阳桃、李子、枇杷、草莓、橙子（柳橙）、樱桃、杏果、菠萝、青葡萄等。

吃完酸味水果后，再吃1大盘全生沙拉，蔬菜种类及颜色要丰富（至少5种）。尽量吃有机的蔬菜，天天都要吃红番茄、胡萝卜、甜菜根、芦笋、海带，其他食材则可以替换，并且添加半杯到1杯量稍微发芽的豆类和各种天然调味料，如生姜末、大蒜末、姜黄粉、香茅粉、小茴香粉、肉桂粉、迷迭香粉、芝麻粉、亚麻籽粉等，以及切细碎的九层塔叶、新鲜薄荷叶、香菜（芫荽）、欧芹（巴西利）、杏仁、核桃及南瓜子，之后加入牛油果切片、任何酸味的莓类（如蓝莓、蔓越莓），最后再加入MCT椰子油或石榴油、亚麻籽油、橄榄油，挤上柠檬汁、淋上有机苹果醋等。慢慢且用心咀嚼这健康原味的美食，每一口细嚼30～40下再吞下，才能让身体获得更多的营养！

最后吃煮熟的食物（满足口欲），如蒸煮的蔬菜，蔬菜汤、肉汤，清蒸海鲜或全熟的水煮蛋等。

中国人因为受了几千年根深蒂固的"寒食性凉"中医理念的灌输，很怕冷冻的食物，尤其在冬天更难接受。解决之道是：先将好水煮沸，再将全部沙拉食材和稍微发芽的豆类一起放入沸水中，汆烫30秒至1分钟立刻捞起。这样沙拉和发芽豆不大会流失营养，解决了冰冷饮食的顾虑，而且能提升酶素的功效！

午餐建议进食顺序

1. 喝蔬果汁

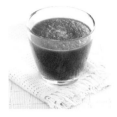

2. 吃全生沙拉搭配发芽豆，加天然辛香料、坚果、莓果、健康油及有机苹果醋调味

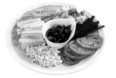 +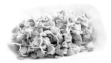

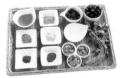 +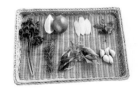

3. 喝蔬菜汤或吃蒸蛋

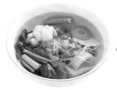 /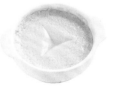

对症吃对水果

健康无病	任何水果，最好天天更换种类
低血压、手脚冰冷，常感冒、过敏	建议石榴、火龙果、橙子、葡萄柚、莓类、葡萄、苹果；不建议香蕉、梨子、西瓜、甜瓜、哈密瓜、木瓜、山竹、番石榴
高血压	建议香蕉、梨子、西瓜、甜瓜、哈密瓜、木瓜、菠萝、阳桃
高血糖	建议番石榴、青苹果、猕猴桃、蓝莓、枸杞子、樱桃番茄
癌症	建议又酸又涩的水果，如橙子、葡萄柚、酸的莓类、硬的猕猴桃、百香果、阳桃等；吃石榴时，要吃籽连白膜

晚餐该怎样吃才健康？

★ 晚餐（最好晚上6点左右）吃煮熟的五谷发芽豆饭或粥类，有助于睡眠、修复细胞：晚餐处于肝脏开始分配营养到身体所有器官和细胞的时间，所以吃下的食物要在肝脏开始分配营养之前完全消化掉，这样肝脏才不会一面忙着吸收由胃脏送来的营养，一面又要急着分配营养到别的器官。晚餐尽量在晚上6点左右吃完，但一般人很难做到，这也就是为什么有这么多人肠胃不好，要服肠胃药来帮助消化的原因！

建议晚餐前1小时先饮用1~2杯蔬果汁，再吃1小盘加了许多天然香辛料的生菜沙拉（食材可同午餐）和五谷豆米饭。若仍没有饱腹感，可以喝1碗热熟的浓汤（千万不要喝太稀的汤，那会稀释胃酸，阻止营养的吸收，而浓汤会增加胃酸的分泌）。

豆米饭的做法如下：五谷米加发芽豆，加切碎的老姜、香菜、6~7瓣大蒜、1小匙小茴香粉、1小匙姜黄粉、1/4匙肉桂粉、1小匙高盐分的紫菜片（也可以加入一些切成丁状，帮助睡眠的紫薯或帮助平衡血糖的南瓜），再加入活性水煮成豆米饭或粥。吃前再加些枸杞子、芝麻粉、亚麻籽粉、石榴油或MCT椰子油，更加健康美味。

晚上尽量不吃肉类，因为肉类的氨基酸会影响睡眠，而且五谷米和发芽豆类已含有足量的色氨酸（Tryptophan），有助于睡眠，若又吃了肉类，反而相互干扰。

晚餐建议进食顺序

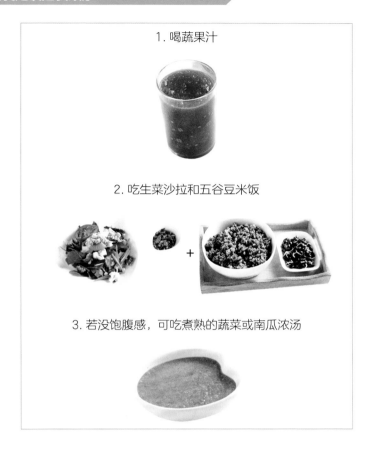

1. 喝蔬果汁

2. 吃生菜沙拉和五谷豆米饭

3. 若没饱腹感,可吃煮熟的蔬菜或南瓜浓汤

餐与餐之间怎样吃才健康?

★ 两餐之间可补充一些酸中带甜的水果、少量生坚果,作为零食:可降低因为害怕改变饮食而产生的饥饿感,让身体更有饱腹感。水果可用猕猴桃、葡萄柚或莓类等;若午晚餐的沙拉未添加坚果类,可在餐与餐间补充松子、南瓜子、巴西栗、核桃等全生坚果。因为坚果含有丰富的营养,包括好油脂,所以能吃全生的最好。每周偶尔吃一两次微烤的坚果是没有问题的,但能不吃就不吃!

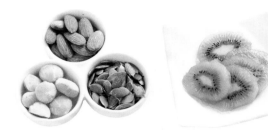

▲两餐之间若有饥饿感，可吃少量酸中带甜的水果或坚果

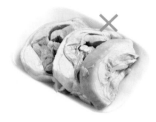

▲晚餐建议不吃肉类，以免干扰睡眠

对症吃对坚果

高血压、糖尿病、高胆固醇	尽量不吃烤熟的花生、腰果；花生并不是坚果，而是豆类，烤过的花生和腰果常会升高血压
低血压、手脚冰冷	多吃花生和腰果，可稍微烤熟或煮熟的
前列腺问题	多吃全生的南瓜子
过敏、易感冒	多吃全生的杏仁或喝杏仁奶
心脏病、血管问题	多吃全生的核桃和葵花子
胆固醇、大肠问题	多吃全生的榛子

甲状腺问题	甲状腺功能减退	多吃英国黑核桃（English Black Walnut），但不建议吃一般的核桃
	甲状腺功能亢进	多吃全生的核桃
关节炎、风湿		多吃全生的葵花子、杏仁
癌症		多吃以上所有生坚果（腰果和花生除外），来增加油酸，对修复被破坏的细胞膜有很大的帮助

救命饮食原则

能生食就不熟食，需熟食就不生食

能生吃的食物尽量生吃，才可以得到更齐全的营养素。全生的五谷米和发芽豆，也可以加好水用料理机打成豆米浆来喝。

只有不能生吃的食物才煮熟吃，如一切动物性肉类，含有寄生虫、细菌等危险的微生物。就算是新鲜的生鱼片，也一定要蘸芥末食用，以免养生不成反而致病。

如果大家能按照以上方法天天实践， 听从古人长寿无病的秘诀——"尽量不吃人间烟火"的饮食生活形态，就能让身体更健康、少病痛。我一再强调：不吃煎、炸、炒、烤、烧法制作的食物，就能减少自由基破坏细胞、患各种慢性病的机会；少吃动物性蛋白质，就会提高血液的酸碱度和强化免疫系统功能，让细菌、霉菌、寄生虫、病毒等无法在人体内生存，也就能让伤风感冒、流行病症、花粉症及大多数的慢性病和癌症远离！

养生疗愈运动

运动非劳动，轻松快步走才是运动

当我问病患："你天天运动吗？"

许多人的回答是："我每天都有运动，天天要走一段路去搭公交车！"

但若你走路去搭公交车时的心情是紧急的，怕迟到、怕赶不上车，这不是运动，而是劳动。运动是要放松心情，无担忧、无挂虑，轻松快乐地进行。运动会帮助血液循环，吸收更多的氧气，排除紧张压力，增加能量精力；而劳动是增加碳气，消耗能量精力。

我们每天尽量要运动20～30分钟，可以是任何自己喜欢的运动，不过快步走是最安全经济的。它可以帮助血液循环，使毒素由皮肤排出，而且最好能在强阳光下轻松快乐地走路。

阳光是人类及一切动植物生命的源泉，也是红外线和紫外线的根基。早上太阳刚升起和黄昏太阳即将西下时，是发出红外线最强的时候，可激发自愈系统修补被破坏的细胞，此时最适宜花半小时去散步或做些温和的运动。中午是阳光发出最强紫外线的时候，可在强阳光下快步走20～30分钟，激发免疫系统，强化身体军队杀菌及病毒的能力。身体能量靠着大自然的环境，就能获得平衡与和谐。若担心皮肤晒伤，可以戴上大草帽。

快步走最好选在公园里进行，因为公园内有石椅，可以开心地快走5分钟、坐5分钟。开心地快走时，可以增加身体的免疫能力；而坐下来休息时，可以增加身体的自愈修复能力。坐的时候可大笑50～60声，给免疫及自愈系统鼓励，同时也激发心灵的喜悦，加快病情的痊愈。

人是身、心、灵整体，所谓"活动、活动"，要活就要动。无论是瑜伽、太极拳等，还是土风舞、元极舞、宇宙操等，都是有益身、心、灵的运动。

当身体在阳光、好空气的滋润下，做快乐的运动，会令细胞处于活化、心灵处于放松状态。每天以感恩喜乐的态度面对生活，人生将是彩色的。

祈祷、感恩、宽恕、冥想，也有医治的力量

当快步走完5分钟坐下来时，最好能闭起眼睛祈祷，凝聚信心、恒心、耐心的力量来战胜病魔。因为意念在病患求生及康复过程中占很重要的地位，正如古代神医华佗所云："治病要先医其心，后医其身。"也要用冥想的方法，赞美、鼓励免疫力和自愈力这两大医生，诚心地感谢它们；感谢五脏六腑的不停工作；感谢家人亲友的安慰与关心。如果能身体健康，必然能心胸开阔，有正面、开放、感恩的心态，懂得包容和宽恕，便能与人，甚至细菌和癌细胞和平共存，不会有好斗杀生、憎恨、妒忌之心，如此一来人际关系和好无争，互相爱护照顾。以爱疗愈也是身、心、灵一种潜在的力量。

接下来的第2部分，还请读者包容我通过多个病症个案，一再阐述生机饮食法的理念，包含饮食内容、生活宜忌、营养素补充建议、心灵疗愈处方等，可能同中有异、异中有同，请大家细细体会我的良苦用心！

第二部分
Part 2
不一样的
对症自然疗法案例

癌症

癌症生机饮食法参考

在所有的退化性疾病（慢性病）中，癌症最让人闻之色变。患者不仅饱受身心折磨，而且和亲属在耗神费力、散尽家财后，仍可能面对无情的生命威胁。"一人生病，全家受苦"的疾病中，除了中风、失智症、精神疾病外，癌症带给人们的痛苦和恐惧最大！

为什么会得癌症？

人体约有60兆细胞，构成五脏六腑、五官、发肤、肌肉、骨骼、神经系统、血液循环系统、淋巴系统等。它们在大脑神经中枢的指挥下各司其职，让人体能健康地活到实足寿命。这60兆细胞时刻需要血液送来的新鲜氧气、干净水分和丰富营养物质，才能齐心协力完成这项艰巨的使命。

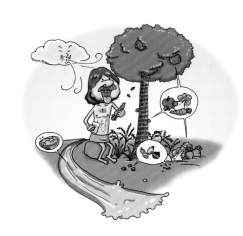

▲ 原始的蔬果饮食

在遥远的过去，工业化改变全球环境以前，空气中的氧气含量20%以上而且干净，人们能喝到纯天然、无污染的活水，吃到纯天然、无农药的蔬菜、水果、五谷和豆类，很少出现肿瘤等慢性退化疾病。

反观现代人的生活，我们每天：

★ 呼吸的空气只有不到18%的氧气，有些大城市甚至只有12%以下的氧气。更危险的是，空气中含有无数有毒物质，吸入体内会带来过敏、气喘、缺氧、咳嗽、肺病、失智、心脏病等问题。

★ 喝的是经净化处理后的自来水。净化水的化学物质都有致癌风险，而且全部留存在自来水中！即使是蒸馏水、反渗透水、碱性水、电解水、电子水、质子水这些也是来自自来水，很多人以为喝了这些好水就会健康，但如果深入研究或用新型显微镜观察会吓一跳——它们只是相对干净的水。

★ 吃的是人工制造、没有植物生化素的食物，是煎、炸、炒、烤、烧法烹调的有毒食物和含有各种化学剂、防腐剂、调味剂的假食物（artifact），不是真食物（foods）。只能饱腹，却无法供应实足的营养！当这60兆细胞吸收不到好养分、好水分，还要受到煎、炸、炒、烤、烧产生的自由基的不断破坏，垃圾食品化学剂的不停侵蚀，再加上外来药物和细菌、霉菌、病毒时刻不停地试探和进攻，有些细胞就因此损伤，开始发炎、肿大了。

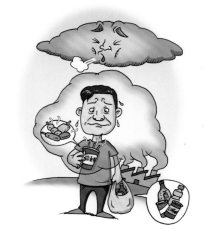

▲现代人接触的是污染的空气、食物和水

什么是癌症？

发炎、肿大的细胞会继续感染周围的正常细胞，让受伤的细胞越来越多，堆积在一起形成硬块，就是所谓的"肿瘤"。也就是说，肿瘤是由受损、发炎的细胞堆积形成的，原来也是人体细胞！

当血液不能为肿瘤细胞供应充足的养分时，肿瘤细胞为了生存下去，就会变异、出轨，脱离身体60兆细胞的大家庭，自立门户，制造出酶素和新血管，不再受定时生死键的控制。它可以自己不停地繁殖下去，同60兆好细胞争夺血管送来的营养，通过分解肌肉来攫取营养，并释放肿瘤种子和毒素到血液中，让血液运输到别的地方。这个能不停吃掉我们的肌肉和营养的恶性肿瘤，就是癌症！因为有自己的酶素及新血管，它会生长得更快，甚至转移。

恶性肿瘤制造出的酶素称为"恶性酶素"（Malignin），制造出的血管称为"血管增生"（Angiogenesis）。这种肿瘤也称作"癌肿瘤"或"恶性癌"（Malignant cancer）。

现在大家可以分辨出良性肿瘤和恶性肿瘤的区别了。也知道肿瘤并不可怕，因为是属于自己的细胞，受到污染的血液毒害而变成肿瘤，不值得我们大惊小怪、恐怖难安！

既然肿瘤不可怕，那有没有方法阻止癌肿瘤？只能任由它们放肆地吃掉肌肉和血液的营养吗？只能用化疗、电疗或切除的方式解决吗？这是大家迫切想知道的事！

癌症老早就可用天然方法消失！

其实，早在100多年前，英国苏格兰的一位胚胎学家约翰·毕尔德博士（Dr. John Beard）在伦敦从事癌症研究工作，于1911年公布了他的成

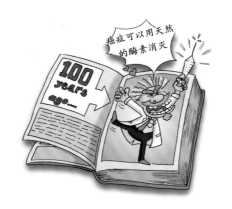

果《癌症的酶疗法及其科学原理》
（*The Enzyme Treatment of Cancer
and Its Scientific Basis*）。他发现
胰脏分泌的酶素有很多种。例如，蛋
白酶能将蛋白质分解成极小的氨基酸
分子，淀粉酶能将淀粉分解成单分子
糖。当胰脏将这些酶素送到小肠内，
它们会将胃脏送来的食糜分解成极小
的分子，之后从肠壁进入血液来提供营养给身体的每一个细胞。

　　他还发现，这些酶素除了停留在小肠中做分解工作，还可以从肠壁进入
血液中，分解血液中的异常物质（即不属于自体的外来物质）。这时，他想
知道这些酶素是否可以分解癌细胞，便将它们用针打入癌肿瘤附近的地方，
结果证明它们真的能分解癌细胞！这是多么重大的发现：癌症可以用天然的
酶素消失不见！癌症对于毕尔德博士来说，已经不再是绝症！在一百年前，
已经有科学证实癌症可以用天然的方法解决，多么可喜可贺啊！

认识左向蛋白质、右向蛋白质

　　有一点他不明白，这些胰脏蛋白酶能分解食物和癌细胞的蛋白质，为什
么不会分解我们自己肌肉的蛋白质，即吃掉我们的肉体？

　　这一疑问后来他找到了答案：胰脏的蛋白酶只能分解熟的左向蛋白质和
生的右向蛋白质。我们肌肉的蛋白质是生的左向蛋白质，不会被胰脏的蛋白
酶吃掉；而癌细胞的蛋白质是生的右向蛋白质，会被胰脏的蛋白酶吃掉。

　　什么是"左向蛋白质"？什么是"右向蛋白质"？什么是"熟的左向蛋
白质"？什么又是"生的右向蛋白质"？我来简单解释一下。所有食物中，
除了水分和少量的维生素、活性矿物质、抗氧化剂、酶素、植物生化素之
外，还含有以下三大类物质：蛋白质、糖类（碳水化合物）、脂肪。

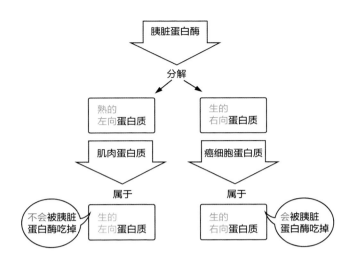

▲认识左向蛋白质和右向蛋白质

这三大类物质的分子极大，人体无论多么健康，都不能直接吸收给60兆细胞用，而需经过酶素分解成极小单位的分子，才能穿过肠壁进入体内，供应营养给每一个细胞。

人体有各种不同的酶素，分解各种不同的食物。

★ 蛋白酶：将大分子的蛋白质分解成小分子的"氨基酸"。

★ 淀粉酶：将大分子的碳水化合物分解成小分子的"糖"。

★ 脂肪酶：将大分子的脂肪分解成小分子的"油酸"。

它们只管自己分内的工作，不会多管闲事干涉别人的工作。也就是说，蛋白酶只分解蛋白质，不会分解淀粉或脂肪等，反之亦然。因为一种酶素只能分解一类物质，所以我们需要各种不同的酶素来分解不同的食物。现已知的酶素有四千多种，在人体内不停做着分解和化学反应的工作。

特别提醒，到目前为止，人体还没有一种酶素能分解任何一种药物或人造化学物！吃进体内不能分解的药物和化学物就是毒素，毒素积累越多，致癌率越高，不可不慎！

不同酶素分解不同食物

蛋白酶	大分子的蛋白质	分解成	小分子的氨基酸
淀粉酶、蔗糖酶、乳糖酶	大分子的碳水化合物	分解成	小分子的糖
脂肪酶	大分子的脂肪	分解成	小分子的油酸

　　人们很少听说过（除非你是生物、化学或胚胎学家）食物中的蛋白质分为左向结构（Left-handed structure）和右向结构（Right-handed structure）。一般来说，全生食物的蛋白质是右向结构蛋白质，可称为"生的右向蛋白质"，如生牛肉、生鱼、生豆类的蛋白质。生牛肉、生鱼、生豆类煮熟后，蛋白质化学结构就变成左向结构。简单来说，生食的蛋白质都是"生的右向蛋白质"，熟食的蛋白质都是"熟的左向蛋白质"。

　　毕尔德博士发现，人体胰脏制造的蛋白酶：

★ 能分解"生的右向蛋白质"，不能分解"生的左向蛋白质"（如人体肌肉）；

★ 能分解"熟的左向蛋白质"，不能分解"熟的右向蛋白质"（如药物、化学物）。

　　所以当吃生肉或熟肉时，人体的蛋白酶都能分解成氨基酸。又因为人体肌肉是生的左向蛋白质，所以不会被蛋白酶吃掉！

　　毕尔德博士进一步发现，癌肿瘤的蛋白质都是生的右向蛋白质，所以人体胰脏制造的蛋白酶可以分解癌细胞——只要我们有足够的蛋白酶，癌肿瘤根本无法生存！

	生的蛋白质	熟的蛋白质
右向蛋白质	生的右向蛋白质，如生牛肉、生鱼、生豆类	熟的右向蛋白质，如药物、化学添加剂
左向蛋白质	生的左向蛋白质，如人体肌肉	熟的左向蛋白质，如熟的牛肉、鱼类、豆类

正统医学疗法可否完全消灭癌细胞?

正统医学疗法只要一发现患者有肿瘤，就是先做切片，以测量肿瘤的大小及淋巴结颗粒的感染数量，来区分第一期、第二期、第三期，并确认是良性肿瘤还是恶性肿瘤。如果确定是良性肿瘤，通常会劝告病患趁早割除，以免变成恶性；如果结果是恶性肿瘤，则会劝告患者立即开刀，或是接受化疗或放疗的疗程，以免扩散没命！

然而正统医学疗法的杀、毒、烧三大法宝，出发点就是将癌症当成最可怕、最顽强的故人。投入庞大的金钱，希望研究出一种最新、最强、最有效的药物，来将癌症赶尽杀绝，这是医学界的一大盲点！

反倒如果研究癌症的一开始，就将癌细胞当成是自身反叛离群的细胞，而研发出一套较不伤害身体细胞的医疗步骤，来将这些反叛的细胞转回正途，这将是医学界的一大突破，也才有可能让癌症患者不再受苦！

所以，希望有开放胸襟的医学研究者能重新审视、研究毕尔德博士的报告，进而帮助更多人重拾健康，降低癌症患者的死亡率。同时，政府与民众也可以省下巨大的医疗支出！希望大家共勉，朝着这一目标迈进！

多摄取有酶素、全营养的食物或营养补充品

谈到酶素，也顺便提醒大家：酶素并不是酵素！这是两种完全不同的物质，不可混为一谈。只有动物（包括人类）和植物（包括水果、蔬菜、五谷杂粮）含有酶素。

动植物的体内有几千种不同的酶素，主要作用有3点。

★ 帮助一种物质转变成另一种物质。

★ 将巨大分子的物质分解成极小分子的单位物质。

★ 帮助动植物体内的一切化学反应和新陈代谢的工作。

如果没有酶素，人体就没有物质的转变及化学反应。也就没有新陈代谢工作，一切就会停顿，也就是说，没有生命！因此，酶素是多么重要！酶素需靠外来食物不断供应材料，才能不断地制造。如果我们吃的是没有酶素的食物，不仅供应不了制造酶素的材料，还会减少体内酶素的储备量；但如果吃有酶素的食物，就不用体内的酶素来消化食物，让身体有休息的时间，并让多余的酶素去消化分解掉体内的废物、外来物及癌细胞！所以，癌症患者需要尽量吃进有酶素、全营养的食物，才会有足够的酶素来分解、消除体内的癌细胞。

有酶素、全营养的食物就是水果、蔬菜、五谷及豆类，尤其是全生的。这就是为什么我一直坚持，有严重疾病的患者要多吃全生的食物，而癌症患者更需要尽量吃100%生的食物，才有足够的营养及酶素来支撑身体的需求。

富含酶素的食物

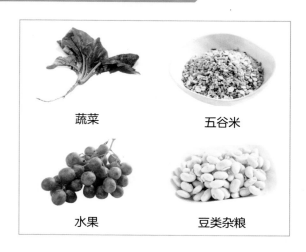

蔬菜　　　　　　　五谷米

水果　　　　　　　豆类杂粮

那么，什么是酵素呢？酵素即酵母。真菌（菇类）、细菌都含有酵素。当真菌、细菌遇到糖分及淀粉时，会释放酵素让这些物质发酵，制造出酒精、过氧化氢（H_2O_2）、干扰素（interferon）、维生素D、维生素K、B族维生素，尤其是B_{12}。

- ★ 过氧化氢及干扰素有加强免疫、杀菌的功能。
- ★ 维生素K能防止血液过稀，有凝血的功效。
- ★ 维生素D、K能增加骨质，防止骨质疏松症。
- ★ 维生素B_{12}是贫血及纯素人群的救星。

酵素还能制造出很多有益的食物，如：

- ★ 面包、馒头、糕饼：美味，但不建议多食。
- ★ 纳豆：能溶解血栓，调节血脂，降胆固醇。
- ★ 红曲米：能降胆固醇，保护心脏。
- ★ 甜酒酿：能强化心脏功能，增加寿命。

含有酵素的食物

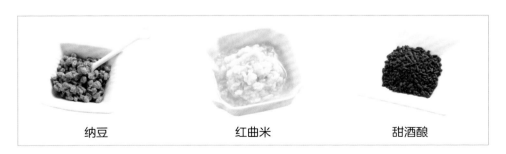

| 纳豆 | 红曲米 | 甜酒酿 |

现在，你明白酶素和酵素的不同了吗？酶素是生命的源泉，是不可或缺的物质，所以越多越好；但酵素只能有限度地食用，过多会有酒精中毒的危险。市面上有天然酶素产品，也有天然酵素产品，更有酶素和酵素合成品，

来满足身体的需求。只要食用分量适宜，都是有益于身体的良药。

虽然酶素可以吃掉癌细胞是经过科学证实的，但不幸的是，这位科学家的酶素治癌研究报告没有得到当时医学界的认同，甚至受到讥笑和排斥。随着现代医学应用的发展，越来越多的研究证明酶素治疗癌症的成功率更高，所以我们要吃有酶素的食物。只有全生的蔬果和五谷杂粮才有高含量的酶素，煮熟的食物反而将酶素消灭掉了，摄入后要用体内的酶素来分解，身体又要浪费能量来组合新的酶素。

在生死攸关的病情下，癌症患者可以选择吃全生的蔬果，也可采用正统的治疗，双管齐下。但要仔细衡量、考虑清楚，自己有没有足够的精力、体力去做化疗、放疗或开刀？还是先吃有酶素的食物来强化体质，巩固每个细胞及免疫自愈系统的功能后，再做这些手术疗法？仔细衡量好先后顺序，这是一个关键。

血毒是癌症真正的祸首

我们身体的每个细胞都需要足够的营养，才能健康地活下去。可以说，细胞的完整健康，就是身体的健康！但细胞的健康有赖于血液的健康、干净，因为细胞的营养来自血液。

其实，我们吃喝的食物中，能吸收的营养都会进入血液，由血管系统将这些血液运送给那60兆的细胞。而我也一再强调，身体之所以会得癌症，正是因为血液中的致癌毒素过多，包括吸入空气中的毒素、喝入水中的毒素、吃入食物中的毒素、常服药物的毒素、辐射线的毒素，以及情绪造成的毒素，如

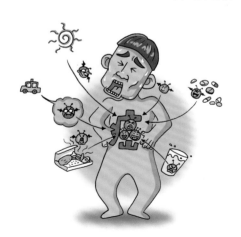

▲外来毒素是形成癌症真正的祸首

紧张劳累、抑郁不开心、大吵大闹、心术不正、嫉妒、贪心等。

如果血液中充满了致癌毒素，而血液循环又将它们送到每个细胞内，细胞就会因吸取过多的毒素而中毒、受伤、肿大！这些受伤的细胞如果持续吸收毒素，会感染周遭的细胞，使受伤、肿大的细胞越来越多，不断地累积、扩大，最后成为肿瘤。而肿瘤细胞长期地吸收毒素，又没有营养供给时，就会自己制造酶素和血管，从而演变成恶性肿瘤。

反过来说，如果血液干净又有足够的营养及植物生化素，血液循环时既把这些养分送到正常的细胞内，来活化和强化它们的功能；也送到变异、出轨的细胞内，让它们返回正轨、变回正常的细胞。因此，血液是否干净、营养充足，是否遭到污染或含有过多的致癌毒素，对肿瘤的影响关系重大！

血毒才是癌症真正的祸首，要防癌、抗癌，就要先清除血液毒素。清血毒是癌症治疗之前的首要工作！

清血毒是抗癌的首要工作

40多年来，我经常对癌症患者说："我从不'医治'任何病症，包括癌症。但我会教导你怎样清血、净化细胞，怎样供应营养给身体的每一个细胞，让免疫系统和自愈系统辅助改善你的疾病，做自己健康的主人。"这些话听起来很神奇，但其实道理很简单。我将40多年研究自然疗法取得的成果，总结为以下几点：

★ 停止将有毒物质送入身体的五脏六腑：无论癌症还是其他严重的疾病，首先要做的是清除血液中的毒素，而在清理血毒之前，需要遵守"不得再将会污染血液的东西送入体内"的原则。

★ 尽量避免吸进空气中的毒素：要达到这个目标，请尽可能远离污染严重的城市，到郊外或乡村旅行、郊游、野餐，甚至住上一两天。如果时间、体力或金钱不允许，可以试着经常到公园静坐，去户外爬山，多吸取一些新鲜空气，来净化肺和血液，让血液中的含氧量增多，以活化细胞。如果癌症是第二期或以上，最好停止上班，远离工作的压力毒素，到乡下长住三四个月，来缓和情绪和减轻压力。

★ 尽量不喝污染的水：市面上有各种好水，如蒸馏水、反渗透水、碱性水、电解水、磁性水、活性水等。请尽量饮用上述水，并用来做饭、做菜。最佳的饮水量是每天8杯（每杯240毫升），以补充一天的消耗量。

★ 尽量不吃含有化学物质的食品：一切人为加工的食品，或多或少会含有防腐剂、调味剂、色素等化学物质。这些都是致癌物质，能尽量避免就应该避免食用。

★ 尽量不吃煎、炒、炸、烤、烧法制作的食物：这些高热量、高油脂又含游离基的食物，会破坏细胞膜，造成细胞变异，最终导致癌症的发生。

★ 尽量不吃过多的动物性蛋白质：过多的动物蛋白会使血液变酸，而酸性血液是百病的根源。即使是鱼类、蛋类也一样，最好每星期摄取2~3次；当然还得依据个人的血型，来决定次数的多寡。

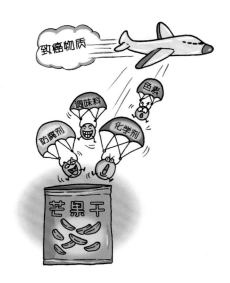

▲小小一包加工食品，含有多种致癌物质

如果癌症是第二期以上，不管什么血型，都限制每周吃1次动物蛋白或1次豆腐。动物蛋白除了肉、蛋，还包括肉汤、鸡汤、鱼汤，牛奶制品，如鲜奶、奶粉、炼乳、奶酪、奶油、比萨、酸奶、冰激凌、含牛奶成分的巧克力等。注意，癌症患者是需要很多蛋白质，但不是动物蛋白，而植物蛋白更佳。植物蛋白包括一切豆类和坚果，尤其是稍微发芽的豆类，但是豆腐每周只能吃1次。

植物性蛋白质

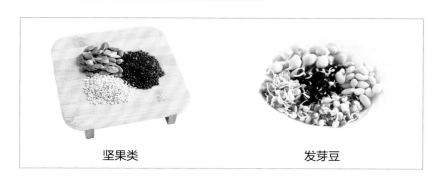

坚果类　　　　　　　　　　　发芽豆

在我多年的临床经验中，发现很多皮肤癌、鼻窦癌、肺癌、乳腺癌、卵巢癌、肾癌，都与牛奶制品有关。

有些读者会反驳说："我只吃喝有机的牛奶制品，应该可以避免毒化我的血液吧？"有机牛奶是不错，但有四点要注意。其一，科学家坎贝尔博士（Dr. John Campbell）的研究报告称，要避免正常细胞的癌变，人一天摄取的动物蛋白质不能超过一天食物总热量（以2000卡计算）的5%，100卡也就是约30克。这里所说的动物蛋白质包括蛋类、海鲜、禽类、畜类以及制作的汤水。每天吃1小盒60克的酸奶（60×3.5=210卡），就已经超标了，因此千万要小心防范。但如果已经患癌了，这5%的动物蛋白质也不能再吃！

其二，有机的牛奶制品已经用高温消毒过，牛奶本身的酶素已被破坏。吃了这种有机牛奶制品，需要人体胰脏制造酶素来分解，胃分泌胃酸来消化吸收。一个癌症患者本身已经没有足够的酶素来完成代谢工作，如果再用一些酶素去分解牛奶制品，则会使身体更加衰弱，更加没力气。

其三，牛奶制品属于酸性食品，会增加血液的酸性。酸性环境是癌细胞的温床，使其更容易繁殖、扩散。

其四，任何血型的人都不太适合吃牛奶制品，因为牛奶制品有一种叫酪蛋白（casein）的蛋白质，只有牛类本身的3个胃能够消化，不是人类的1个胃可以消化的。

此外，虽然羊奶制品可以依据血型或多或少摄取一些，但也不能超过5%的动物蛋白质吸收比例。尤其癌症患者，最好每次半杯，每周不超过3次。只有生的植物奶，如豆奶、杏仁奶、椰奶、五谷米奶（包括米奶、燕麦奶），不受此限制。

健康的植物奶

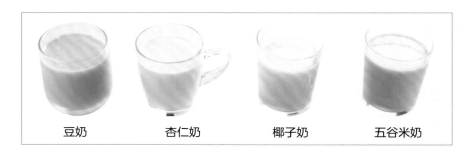

| 豆奶 | 杏仁奶 | 椰子奶 | 五谷米奶 |

★ 尽量不吃粉制的食物：粉制品包括面条、面包、包子、馒头、米粉、河粉、糕饼、饼干等。这些用粉制成的食物，除了含有许多化学防腐剂、添加剂外，还含有致瘤的溴化物。天天吃这些粉制品，只会将溴化物不停地送入身体，加速长瘤的风险，尤其是前列腺增生、子宫肌瘤、乳房肌瘤、甲状腺肿瘤等。幸运的是，溴化物带来的瘤大多数是良性的，只有将粉制品用高热的油来煎、炸、炒、烤，如煎饼、炸油条、炒米粉、炒河粉、炒面、炸馒头等，才会变成恶性的肿瘤。但不管是良性或恶性的肿瘤，都是不正常、有危险的。

40多年的临床经验告诉我，要远离肿瘤，最好远离粉制品！一个星期只吃一两次还可以，因为身体有机会将溴化物排出，但如果天天吃，就会有长瘤的危险。

有些人会问我："我们是北方人，我们是山东人，我们的祖先天天都吃馒头和饺子，为什么他们不会长瘤，而我们现在会长瘤呢？"

我会对他们说："如果你们能像你们的祖先买小麦来自己磨成粉后，才做馒头和饺子，就不会长瘤，因为现磨现做没有添加防腐剂和溴化物。但现在所有糕饼店、面包店、馒头店卖的食物，都是买面粉来做的粉制品，里面大多放了添加剂或防腐剂！"

我衷心希望所有卖粉制品的老板或厨师，为了大众的健康，能够选用全小麦、糙米来自己研磨成粉，做成粉制品。这样既赚钱，也可以带给大众健康，何乐而不为？就算成本贵了些，售价稍高些，相信大众为了身体健康，还是会优先选择的，因为没有人要生病而不要健康啊！

避免食用粉制品

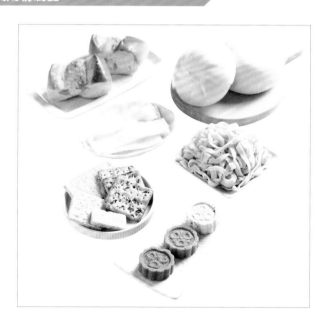

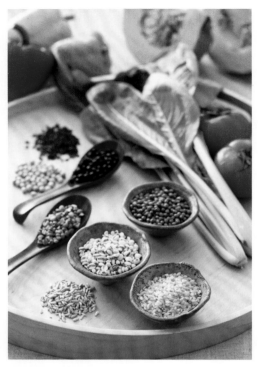

▲天然的蔬菜、水果、五谷杂粮、坚果及种子是帮助身体健康最好的食物

所以，我们不要三餐以粉制品为主，而要以蔬菜、五谷杂粮为主。因为制造粉制品时一定要用酵母发酵，食用少量的酵母对身体有益，但天天摄取过量就会不利身体的健康。你知道有多少人经常发生念珠菌感染、气喘、胀气、便秘、腹痛、过敏等症状吗？这都可能是因为吃了太多的粉制品。

还有，就算我们吃的粉制品是现磨的小麦做成的，没有添加防腐剂等化学物质，但经过烧、烤的烹调后，食物中所含的酶素、维生素也大多已经被消灭掉！健康的人每周吃一两次是没有问题的，但癌症患者，无论零期还是末期，最好暂时停止食用。

★ 停止吸烟、喝酒的恶习：吸烟不但会污染自己的人体环境，也会毒害周遭的亲人朋友，所以香烟是害人害己的毒物。而酒精所带来的毒素，会将血液中的氧气吸走，毒化血液和细胞。虽然有些营养专家或医师建议每天适量喝1小杯红酒，提升心脏的运作功能，但能不喝就最好不要喝。偶尔逢年过节，想小酌一下并无大碍，但癌症患者不可喝，因为1杯红酒等于3杯糖水，而癌细胞是靠糖分来存活和扩散的。

吸烟、喝酒危害大

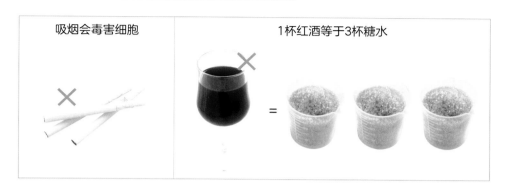

吸烟会毒害细胞　　　　　　　　　　1杯红酒等于3杯糖水

断绝不良的饮食习惯，不再摄入污染体内血液的食物后，接下来就要开始吃洁净、营养丰富的有机食物，以便：

★ 五脏六腑尽快恢复正常的运作功能。

★ 免疫系统发挥全面攻击敌人的能力。

★ 自愈系统及时地修补破坏的细胞。

★ 血液系统获得足够的营养，来供应每一个正常的细胞，以免它们受到破坏而出轨。

★ 叛离出轨的癌细胞，有机会回归正轨变成正常的细胞。

★ 胰脏有充足的酶素去分解癌细胞和癌肿瘤。

营养最丰富、最齐全的食物，当然是全生、新鲜的蔬菜和水果，或氽烫30秒~1分钟的蔬菜。因为煮熟的食物会流失大部分的宝贵营养，尤其是至关重要的酶素和维生素，它们是不能用高温来处理的。而半生的食物只有一半的营养，只有全生、新鲜的食物才有100%的齐全营养。

富含人体至关重要的酶素和维生素

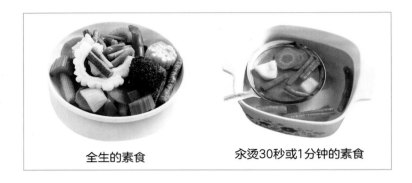

全生的素食　　　　　汆烫30秒或1分钟的素食

多吃、多睡、维持体重，并保持乐观

癌症是一种消耗病（Wasting disease），所以患有癌症的人，要少量多餐、多休息、多做轻松的运动。我常对病人说："要不停地吃、睡、吃、睡、吃、睡！少量多餐，让身体能保持原来的体重。"所以当患者反映："吃不下，也睡不好觉，一下子体重下降十几千克……"就要高度警觉身体的健康状况了。

反过来，即使医师已经诊断出病人是癌症末期，但病人能吃、能睡，体重又没下降，还没有进行过任何高度侵入性的治疗，如果肯彻底放弃以前错误的生活习惯和饮食方式，并积极奉行"有机全生"的食疗方法，将几十年来累积的毒素尽快清除，肯吃肯睡，乐观、有信心、恒心与爱心，相信在未来的日子仍有很好的生活质量，就算不幸离开人间，也能很安详地离开。

喝含高量植生素的蔬果汁，排除血液的毒素

在我40多年的临床经验中，发现70%的癌症患者都是长期吃没营养，或含大量化学调味剂的食物，进而污染血液。没有营养的血液再加上外来毒素，就让身体有机会长瘤、长癌。所以建议癌症患者补充全营养的全生、新鲜的蔬菜、水果和蔬果汁，才有机会转危为安、化险为夷！

清血毒的全营养蔬果汁

分量：一天6～7杯	口感：甜带酸

材料：

· 蔬菜

全红番茄2个、胡萝卜2根、中型或大型甜菜根1个、西芹1根、芦笋5根、海带1/2杯（生的海带结或昆布）、紫甘蓝[1]1大片（或菠菜7～8叶）

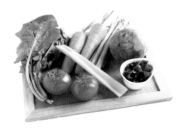

· 水果

猕猴桃2个、有籽麝香红葡萄（或任何有籽葡萄）10～15粒、蓝莓1/2杯（或覆盆子1/2杯）

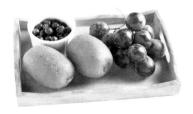

· 香料

香菜3～5小根、欧芹3小根、带皮老姜片5片、姜黄粉1匙、小茴香粉1/2匙、九层塔3叶、迷迭香少许、香茅少许（如无可免）

---

[1]　紫甘蓝，又称紫色高丽菜、紫色包心菜。含有植物生化素吉法酯（Gefarnate）和谷氨酰胺（Glutamine），能修补受伤的胃壁。凡有胃溃疡、胃痛、胃炎等胃部不适的人，可以将紫甘蓝加少许银水醇（约5毫升）打成汁，空腹时喝，多喝有益。

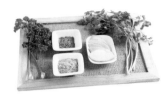

·种子

亚麻籽2小匙、黑或白芝麻4小匙（如有咳嗽、白血病、低血压，一定要加黑胡椒粒，从5粒开始，慢慢加到20多粒）

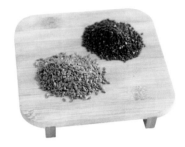

·好水

活性水2～2½杯

·营养补充品

卵磷脂2小匙、蜂花粉2小匙、绿藻20粒

做法：

① 将所有需要清洗的材料洗净，备用。

② 番茄、胡萝卜切块；甜菜根、猕猴桃去皮，切小块；西芹、芦笋切段；紫甘蓝切丝。

③ 活性水与所有的蔬菜、水果、香料以及绿藻一同用2200 W大功率蔬果机高速搅打2分钟成汁；再打开盖子，加入卵磷脂、蜂花粉，继续用高速打约30秒，即可饮用。

Dr. Tom Wu健康小叮咛

★ 打蔬果汁时，蔬菜和水果都要先切细、切小块，且质地软的蔬果放在料理机的杯子底部，而质地硬的放在上层，可以比较顺畅地搅打均匀，并保护机器。

★ 早上喝2~3杯（每杯240毫升）当早餐，午餐和晚餐前1小时再喝1~2杯。其余蔬果汁则任何时间都可以喝，总之一天要喝6~7杯的果汁。

★ 最好用吸管喝，每一口蔬果汁都慢慢咀嚼10下再吞下。虽然这蔬果汁已打得如冰激凌般绵密细滑，但慢慢咀嚼是为了同唾液（含大量淀粉酶）充分混合，这样更有助于营养吸收和消化。

★ 这7杯蔬果汁会将血液中的毒素清除，或是排到肾脏借尿液流出体外，或是排到肺脏化为毒气吐出，或是排到大肠由粪便排出。蔬果汁也含有丰富的植物生化素，能供给免疫和自愈系统优质的养分，让它们恢复正常运作。

★ 如果喝后有想呕吐的现象，应是种子和卵磷脂分量过高所致！可以先不放种子和卵磷脂，喝了1星期后，再少量地从1/4匙开始，慢慢增加到适可的分量。如果有这种现象，也说明要做4天的排胆石了（请参阅168页）！因为没有胆汁来分解种子的油，才会有反胃的现象。

★ 每天还要喝至少5杯活性水和3杯纯净水，让体内囤积的毒素更容易由尿液排出体外。

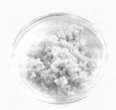

▲每个人体质不同，卵磷脂的分量可从少量增加

午晚餐饮食计划

在中餐和晚餐时，请务必吃1大盘全生、新鲜的沙拉，可加少许清蒸或用滚水氽烫过的蔬菜。晚餐时间尽量安排在晚上6点左右，最晚8点前要吃完。晚餐前1小时建议先饮用1～2杯蔬果汁，用餐时先吃1盘生菜沙拉，再吃1碗煮熟的五谷豆米饭，可加少量氽烫的蔬菜，但不要吃肉类以免影响睡眠。晚餐的食物烹煮上，应尽量避免煎、炸、炒、烤、烧的方式。

新鲜全生沙拉

材料（分量随意，除非特别注明）：

· 蔬菜

各种颜色的新鲜有机蔬菜：胡萝卜丝、甜菜根丝、红番茄片、芦笋片、芹菜片、切细碎的西蓝花、切细的海带（或海藻、紫菜）、玉米粒，稍微发芽的豆1/2～1杯（鹰嘴豆、扁豆、白豆、红豆、青仁黑豆和首蓿芽较佳）

· 水果

蓝莓（枸杞或任意莓果）、猕猴桃丁、牛油果（或任何酸味水果）

· 种子

杏仁、核桃、南瓜子、葵花子、巴西果

· 香料

切细碎连皮的香菜、欧芹（巴西利）、老姜、九层塔、迷迭香，姜黄粉、亚麻籽粉、芝麻粉、小茴香粉、黑胡椒粉、冷压橄榄油（或芝麻油、亚麻籽油、椰子油、石榴油）、青柠檬汁、少许有机醋

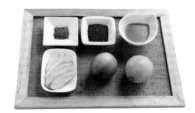

▲天然的辛香料可增强身体的抵抗力

做法：
❶ 全部蔬菜、水果洗净，切成适合入口的大小，放入容器中，加入种子。
❷ 全部香料放入小碗中，搅拌均匀，再淋在蔬菜上，即可。

 Dr. Tom Wu健康小叮咛

★ 如果有咳嗽、贫血、白血病，香料可添加青柠檬汁、黄柠檬汁和少许有机苹果醋，同时多加姜、黑胡椒粉、朝天椒粉或切细碎的朝天椒，可暖身行血。

★ 有白血病患者在蔬菜中要多加生的四季豆。

★ 每一口全生的沙拉要细嚼30～40下，慢慢品尝食物的美味，同时心中感谢自然食物的馈赠，并和自己的五脏六腑对话："我现在要好好地供应你们最齐全的蔬菜、水果，让你们恢复正常的工作，我很感谢你们的正常工作，谢谢你们这么努力。"也对免疫系统和自愈系统说："我现在供应最齐全的营养给你们，希望你们能保护我，让我更健康，我真是感激你们的辛苦，因为你们的辛苦工作，我一定会好起来，谢谢你们。"这样一边细嚼，一边用正面、高兴的语气同五脏六腑、免疫系统和自愈系统说话，是加速身体自愈力的一种方法。1大盘沙拉这样慢慢细嚼，需要1～2小时才能吃完。

五谷豆米饭

材料（分量随意，除非特别注明）：
· 主料
五谷米（或十谷米）1杯、发芽豆类1/2杯、姜丝越多越好、大蒜6～7粒、切碎的海带（或海藻）适量、姜黄粉1～2小匙、活性水1½～2杯
· 香料
香菜、欧芹、枸杞子、芝麻粉、亚麻籽粉、九层塔、薄荷叶、椰子油、石榴油等各少许

做法：

❶ 将五谷米倒入锅中，用清水洗净，再倒入活性水。

❷ 大蒜剥膜留整瓣；香菜切碎；欧芹切碎，备用。

❸ 将姜丝、大蒜、切碎的海带、姜黄粉、发芽豆加入米中混匀，电饭锅中煮至开关跳起，打开锅盖拌匀，续焖约10分钟即可。

❹ 食用前加入香菜末、欧芹末，更增加风味。

两餐之间细嚼全生的坚果

每天摄取一些生的坚果很重要，可以在两餐之间选吃以下几种：6粒巴西栗（有时每隔一天吃双倍分量）；10粒扁桃仁（一天3次）；10粒核桃仁（一天3次）；2粒南杏和2粒北杏（有时每隔一天吃双倍分量，如刻意吃10粒北杏，然后服6粒胃酸素、6粒消食片和1粒20毫克的锌片助消化）；十几粒榛子；10粒生的夏威夷果；15克南瓜子或葵花子。

全生的坚果

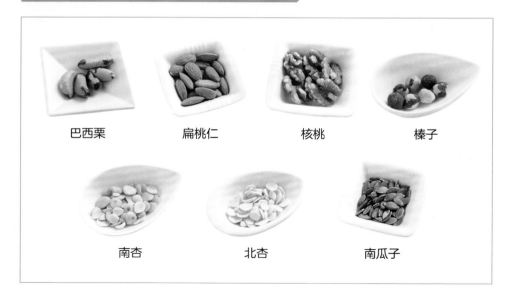

巴西栗　　　　扁桃仁　　　　核桃　　　　榛子

南杏　　　　北杏　　　　南瓜子

以上中餐和晚餐的全生沙拉，可用来提供营养给全身各个器官和系统，包括血液系统。让血液系统有富足的营养来供应每一个细胞，让正常的细胞更健康，让癌变的细胞有机会转变回正常的细胞。

除了早餐的蔬果汁和中、晚餐的沙拉，我们还能做些什么，来彻底排除毒素和净化血液呢？

运动和生活计划

★ **每天维持4次排便**：让毒素能借由大便排出体外。如果每天没有4次大便，就要到生机饮食店购买纤维粉和芝麻粉（黑、白皆可）。将2大匙纤维粉、3大匙芝麻粉加入1大杯（约360毫升）的室温活性水或杏仁奶，轻轻摇混均匀后，快速地喝完；不然会凝结成一团，难以入口。一天饮用2~3次，直至每天有4次排便，才真正将大肠的废物排清。

★ **每天做"357"深呼吸运动**：站着或坐着做皆可。快速将空气吸入肺部及丹田（腹部）3秒，然后闭气5秒，之后再慢慢吐气约7秒，好让毒素能借由肺部排出；每次吸吐9下，一天做6~7次，若能每两小时做一次更佳。最好在空气新鲜的地方做，如阳台、公园、海边等。

★ **每天在强烈的阳光下快步走20~30分钟**：快步走是最安全、经济的运动，而阳光可以帮助强化免疫力及修补身体损坏的细胞。也可在温和的早上和黄昏的阳光下轻松散步半小时。

★ **每天喝3杯罗汉果茶或人参茶，和6杯微温的活性水**：每天慢慢地喝温的罗汉果茶，一天3杯，可以补气润肺；人参茶则可以活化细胞的排毒功能，具有补肾及解毒作用；喝活性水可以增加活性矿物质和平衡血液的酸碱度。

接下来我会提供几种第一期癌症治疗的个案，供大家参考。当然每个人的体质不同，效果也未必一样，能救他人的方法不一定适合你，所以这些个案仅供参考。请结合个人体质和医师的建议，选择适宜改善你病情的自然疗法方案！总的来说，信心是成功的一半，另一半则要决心与恒心，努力地执行！

每次吸吐9下，一天做6～7次，若能每2小时做一次更佳

闭气5秒钟

入肺3秒钟

慢慢吐气7秒钟

让毒素从肺部排出

▲ 排毒的"357"深呼吸运动

养生茶DIY

罗汉果茶	人参茶
材料：	材料：
罗汉果1颗、北芪（或黄芪）7片、红枣7粒、老姜（连皮）10片、杏仁10粒、党参6条切片、活性水6杯（如有咳嗽，再加5～25粒黑胡椒粒）	吉林参粉（或高丽参粉、西洋参粉）1匙、枸杞子2匙、甘草5片、活性水3杯（750毫升）
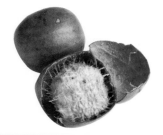	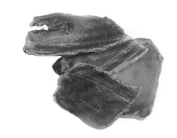

做法：

> 将罗汉果打碎，连同所有材料放入砂锅中，倒入6杯水，用大火煮沸，转小火熬煮成3杯即可。不限定时间，在一天内喝完。

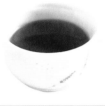

做法：

> 将煮沸的活性水倒入保温杯中，放入人参粉，再加入枸杞子及甘草，盖好焖半小时即可。慢慢喝，每次半杯或1杯，一天喝完3杯。

 Dr. Tom Wu健康小叮咛

★ 因为冬虫夏草非常昂贵，所以我没有建议加入这个补肾补气的良品。如果经济条件允许，可以将5条虫草切细碎，加入上述2种饮料中，功效更佳！

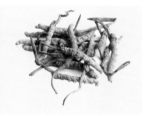

验血检查癌细胞存在与否

其实，医生可以靠抽血检验癌症指标，得知病人体内是否有癌细胞。虽然不能知道癌细胞的准确地方，但有的病人知道以前患癌的位置，通过抽血检验可以知道该处还有没有癌细胞，或有没有在其他地方扩散。

病人可以在实践生机饮食法之前，向医生提出做所有相关的癌症指标筛检（详细指标参见附录二）；待改善饮食和生活习惯9个月之后，再做同样的癌症指标检验，和参考范围的数字比较一下。如果所得的数字在参考范围内（如参考范围0～35），就要继续坚持喝蔬果汁和尽量吃全生的沙拉，直到所验出的癌症指标都达到参考范围的最低值（如0或0.5以下）。比如，验出的指标是10，在正常参考范围内（如0～35），但这只代表癌细胞受到控制，还有癌细胞在活跃。只有数值在0.5以下或0，才代表真正脱离了癌症，完全没有了癌细胞。因此，不要轻易认为"癌症指标都在正常参考范围内，就是正常、没问题！"一定要等到指标是参考范围的最低数字，才可以安心！

这也是预防癌症复发的最好办法，因为在CT扫描还没有发现硬块时，癌症指标筛检就可以发现一些端倪。有的在正常参考范围内的偏高数值，也要立刻采取防范措施，才能真正遏制恶性细胞的发展。

每年在做体检时，我也建议主动请求医生做这类癌症指标的筛检，包括肝指标和甲状腺TSH的指标等。这才是真正的防癌措施！

乳腺癌一期个案参考（饮食/营养品/运动/生活计划）

在谈乳腺癌之前，我们先来了解一下乳房的主要功能。

乳房的首要工作是哺乳婴儿，但现代女性却更将其视为女性美丽的象征，容易忽略它的喂哺功能。真是太可惜！抗拒喂乳可能造成子女日后出现中耳炎、哮喘、感冒、肠胃失调、过敏性疾病等。有些女性担心喂乳后会造成乳房下垂或变形，影响身材美观，却不知抗拒喂奶也可能引发乳管钙化、纤维瘤、乳腺癌等健康问题。

在过去，每100位女性中很难找到1位患乳腺癌的人，原因之一就是母乳哺育降低母亲们患乳腺癌的风险。到20世纪90年代后，每14位女性中就有1位患乳腺癌；而现在更是每6位女性中就有1位患有乳腺癌。

医学界一直在倡导"乳腺癌防治活动"，劝告女性要有"早发现，早治疗"的预防观念。然而乳腺癌发病率并没有因为做乳房自检而下降。例如，每年在美国有120万女性患乳腺癌，配合治疗后仍有近60万女性死于乳腺癌。

我认为乳房X线、CT、PET或MRI（核磁共振）扫描无法判定是否完全健康，因为乳房没有长出硬块时无法看出迹象，等机器能看到时就已经有硬块了。反而要留意每次做检查、扫描的辐射，辐射可能会积累在体内很长时间，日后有引发乳房细胞癌变的风险。如果查出有硬块，医生大多会建议做切片，之后可能要开刀、化疗、放疗，接着继续做CT、MRI、PET追踪，同样可能增加辐射的积累及癌症复发的危机。

因此，我认为应提高女性做这些自我检查的意识：谨慎使用胸罩，在家时让乳房有喘息机会，能不穿就不穿；每天洗澡时按摩乳房，来帮助血液循环，也顺便检查有无异样和疼痛感？有无异常分泌物？乳房或乳头有无局部性或全面性凹陷？乳房皮肤有无橘皮样变化、红肿或溃烂？腋下淋巴结有无红肿？乳房大小、形状有无改变……这些可以自我察觉的问题。

如发现乳房有异状，首先要找出发生这个问题的原因，同时通过"冷热浴"和乳房按摩来缓解。冷热浴法是3分钟热水浴后再30秒冷水浴，来回3次；按摩法是按摩两侧乳房及同侧腋下的淋巴结各十几下，以及脚部乳房反射区1分钟，让阻塞的乳腺畅通，促进血液循环，以期带走毒素废物。如有特别需要，请寻求当地的专科医师协助。

要知道，乳房的硬块、异常感，是给你的一个警告："小心啊，你身体内的毒素过多了，再不注意就会生病！"此时，要反省一下是哪里出了问题：

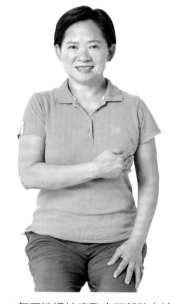

▲ 每天洗澡按摩乳房可帮助血液循环，顺便检查乳房有无异状

★ 是否胸罩出了问题？ 根据科学研究报告，戴胸罩的女性得乳腺癌的概率比不戴胸罩的女性多2倍。所以当乳房已有异样，最好暂时不要再

戴胸罩，让乳细胞能自由呼吸，使血液循环正常，便于乳房毒素的排出。

★ 是否常喷香水，使用除狐臭粉或止汗剂（如止汗爽身喷雾）？ 此类女性用品大多含有一些致癌物质，为了健康，建议还是少用。

★ 是否牛奶制品吃太多？ 此类食品含有生长激素，会让乳腺增生硬块，要尽量少食用或不食用。

★ 是否常吃煎、炸、炒、烤、烧等方法制作的食物？ 这类烹调食物会产生自由基，带来恶性的乳腺癌。

★ 是否常吃粉制品？ 这类食物含有很多致癌毒素，尤其是会长瘤的溴化物、重金属。

★ 是否甲状腺功能异常？ 甲状腺功能异常可能是乳房或子宫卵巢有问题的先兆。

★ 是否常看电视、常用计算机或手机？ 这些电子产品会释放出致癌的辐射。

★ 是否常常太紧张或乱发脾气？ 情绪不平衡的毒素比吃错食物的毒素，多几十倍！

如果能将以上诱发乳腺癌的因素去除，停止引入更多的毒素，就能让身体有机会排毒。要想做得更彻底，可以用清血毒的营养蔬果汁来加速排毒。每天喝6杯以上，至少持续9个月，有助于预防乳房疾病。如果能天天这般小心防患于未然，在乳房还没有癌变或硬块，但察觉有些异

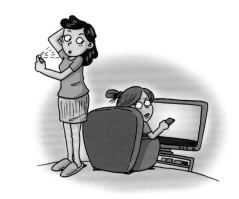

▲电子产品、化学美容品会产生致癌的物质，最好全部停止使用

样时，就即修正饮食与生活习惯，同时也寻求专科医师协助，找出真正的原因，就会令乳腺癌远离你。

提早预防乳腺癌的秘诀，在于每天洗澡时多花一点时间按摩整个乳房，同时吃对符合自己血型的生机食谱，每天喝含有高量植物生化素的蔬果汁。此外，每年体检时，若非必要则减少一切有辐射的检查，如乳房X线片（Mammogram）、CT扫描（计算机断层扫描）、PET扫描（正子计算机断层扫描）。这些医疗仪器都有致癌风险，非必要尽量少做。最安全的方法是体检时，通过验血筛检生殖器官的癌症指标，如乳房的CA15.3，卵巢和子宫的CA125、HCG，确定癌症严重性的CEA、AFP，以及细胞发炎的CRP和促甲状腺激素TSH。当CT、PET、MRI还无法发现小疱疹、小硬块时，这些癌症指标的数字已可验出一些异常。

接下来，我跟大家分享一位一期乳腺癌患者的案例。

【22岁女性，B型血】病人自述

2005年11月，我在香港听了一场"生机饮食"的演讲，主讲人是吴永志医师，演讲结束后，我把握机会去请教吴医师问题。

我对吴医师说："3个月前有一天我洗完澡后，用毛巾大力擦干前胸时，发觉左乳房有点轻微的刺痛。用手指按压，发现有一个小小的硬块，心想是不是得了乳腺癌，隔天立刻挂号看医生。医生做了CT镜扫描后，说是有1.2厘米×0.9厘米的硬块，要做切片检查才知道是良性或恶性，再决定如何治疗。我迟迟不敢去跟医生约做切片的时间，因为担心如果检验出结果是恶性，要将乳房的硬块切除，会破坏乳房的美观。我才22岁，还没结婚，乳房的美观对我很重要。希望吴医师能提供对我的乳房健康有帮助的食谱。"

吴医师请我脱掉左脚的鞋子、袜子，并问了我的血型和血压。我说："我的血型是B型，血压是正常略偏低110/75毫米汞柱（正常血压：收缩压小于120毫米汞柱，舒张压小于80毫米汞柱）。"

吴医师看了我的左脚后，对我说："治疗病症是正统西医的专长，我只改变你过去错误的饮食，让身体吸收到好的营养，提升免疫系统和自愈系统的功能，让它们帮助消除乳房硬块。"

我说："吴医师，这正是我想要的，希望通过正确的饮食加强身体的免疫力和自愈力，让它们来改善我的病症。我想知道我到底吃错了什么东西才会得癌，我希望能保持乳房的完整！"

后来吴医师告诉我，因为我是B型血的人，所以不该喝牛奶或吃相关乳制品，以及一切米粉、麦粉制成的东西，而这些都是我平常最爱吃的。还有动物性蛋白质和煎、炸、炒、烤、烧法烹调的食物，也要避免。此外，他教我如何用2200 W果汁机打出营养丰富的蔬果汁，如何吃美味又健康的生菜沙拉，他也教我如何过健康的生活和正确的按摩手法。

虽然要放弃自己最爱吃的食物，但为了健康，我彻底执行了他的方法。4个月之后再去检查，我的硬块竟然不见了！医生说这是不可能的，一定会再长出来，要我最好每3个月来做CT扫描跟踪，我没有回去做，因为我相信只要继续维持正确的饮食及作息，我就能一直健康下去！

停止吃有害毒素

这位年轻的乳腺癌患者来找我时，我给她的第一个饮食建议，是暂停喝牛奶以及吃相关的乳制品，包括牛奶、炼乳、奶粉、奶油、奶酪、比萨、冰激凌、酸奶和加奶的巧克力等。

我记得她打断我的话说："我每天都会喝1杯牛奶，又喜欢吃奶酪和酸奶，主要是这些食物可以保护我的骨骼，以免年纪大了患骨质疏松症，因为我的家人都有这个病症，我怕会有遗传。"

于是我进一步解释："目前许多牛奶制品的来源，大多是打过生长激素的母牛。生长激素会干扰乳房激素的平衡，激发乳细胞的癌变。最好立刻停止食用，等硬块完全消失后，一星期吃一两次还无所谓，因为有五六天可以让身体自己解毒；但一个星期若食用超过两次，就要小心。如果市面上买得到有机、未打激素的羊奶，可以两天喝半杯，对于B型血的人是很好的食品。"

我给她的第二个建议，是在6~9个月内暂时停止一切米粉、麦粉制作的食品，如面、面包、包子、馒头、米粉、河粉、糕饼、饼干等。这些食物大多含有化学剂、防腐剂及促进长瘤的重金属溴化物。

我还没讲完，她又打断我的话："我最喜欢吃这些粉制类食物，尤其是面包涂奶油、菠萝面包，几乎天天都吃！如果不能吃的话，那我人生还有什么乐趣？"

我笑着说："吃这些食物却换来癌症，是乐趣吗？值得吗？不过等你的乳房硬块完全消失后，可以每星期吃一两次，一两次是不会长瘤的，就当作是给你一点人生的乐趣吧。"

暂时停止吃

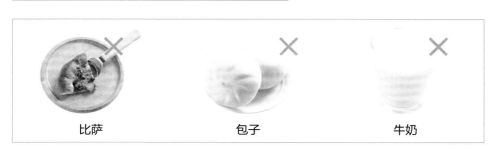

比萨　　　　　　　　　包子　　　　　　　　　牛奶

第三个建议，是让她停止吃一切煎、炸、炒、烤、烧法制作的食物。我知道她爱漂亮又怕胖，不敢吃太多，但建议她在这6~9个月内完全停止，让

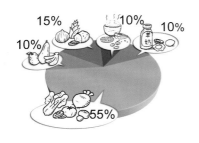

15%　　10%　　10%

10%

55%

▲B型血型适合的饮食分配表

身体有清除毒素的机会，尽快恢复正常的运作功能。

最后一个建议是少吃动物蛋白质。因为B型血的限制，一个星期只能吃2次以下动物蛋白质，包括蛋类、鸡、鸭、牛、羊、猪、海鲜和它们的汤水。如果要吃，必须是没有打生长激素的肉类，因打的生长激素会激发癌细胞增生；如果找不到未打针的肉类，只能不吃。水煮沙丁鱼罐头肯定没有打生长激素，可预防骨质疏松症、修复人体的DNA，还有防癌的作用，可以少吃些。

以上是不应吃的食物，这些食物很可能是乳房硬块的起因。停止这些有害食物后，就该清除血液毒素，需要靠蔬果汁帮忙。但在喝蔬果汁之前，我请她去医院抽血检验下癌症指标、肝脏指标、促甲状腺素指标等，即CEA、AFP、CA15.3、CA125、HCG、AST、ALT、GGT、ALP、LDH和TSH。抽血后实行生机饮食6～9个月。

在实行4个月生机饮食后，我建议她再去抽血做一次同样的指标化验，将报告与上次的对比，肯定会看到所有的指标在日趋好转。然而即使所有指标都下降到医院的正常范围内，即癌细胞已得到控制，但血液中还有一定的癌细胞存在，所以建议继续实施生机饮食，直到抽血检验的结果在正常范围内的最低点，即0.5以下甚至0，才算血液中真正没有癌细胞！这时才可以放松生机饮食，将蔬果汁由6～7杯减为4杯来保健，同时回到适合她血型的正常食谱。

早餐及全天蔬果汁计划

我给她建议的蔬果汁食谱如下，用2200W以上蔬果机将全生食材打成汁：

乳房保健蔬果汁

分量：一天6~7杯	口感：酸甜

材料：

·蔬菜

全红番茄2个、胡萝卜2根、中型甜菜根1个、西芹1/2根、芦笋5根、嫩菠菜叶1大把（切碎后约1/2杯）、生海带（海带结、昆布皆可）1/2杯

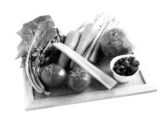

·水果

覆盆子1/2杯、猕猴桃2个、有籽大红葡萄10~15粒

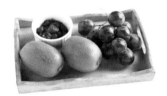

·香料

香菜3小根、欧芹3小根、连皮老姜5片、小茴香粉1小匙、姜黄粉1小匙

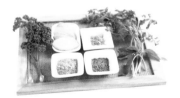

·种子

亚麻籽2小匙、芝麻3小匙

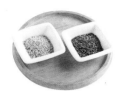

·好水
活性水2杯
·营养品
卵磷脂2小匙、蜂花粉2小匙

做法：

① 将所有食材洗净；番茄、胡萝卜切块；甜菜根去皮切块；西芹切段；猕猴桃去皮切块；红葡萄不去皮不去籽，备用。

② 把活性水倒入2200 W的蔬果机内，放入所有蔬菜、水果、香料及配料，一同搅打2分钟成汁；再打开盖子，加入卵磷脂和蜂花粉，续打约30秒，即可饮用。

Dr. Tom Wu健康小叮咛

★ 早上喝2杯(每杯240毫升)，上班前喝1杯，剩下的蔬果汁倒入瓶子，外出上班可以慢慢喝，一天喝7杯。最好用吸管吸一大口，细嚼10下才吞下，让唾液同蔬果汁混匀，容易消化和吸收。

★ 每天喝6～7杯，连续6～9个月，就能将血液中的毒素清除，提升人体的免疫力及自愈力。

★ 如果胃部有不适，或想呕吐的现象，可以先不放种子和卵磷脂，等喝一个星期习惯后，再添加少量种子、卵磷脂，慢慢增加到需要的分量。

午晚餐饮食计划

在喝蔬果汁的同时，也要给五脏六腑提供足够的营养，身体才会有精力工作。所以午餐最好吃1大碟的全生蔬菜沙拉，或稍微用滚水汆烫一下的蔬菜。而晚餐吃完沙拉后，若没有饱腹感，则可再补充五谷豆米饭。

全生新鲜沙拉

材料（分量随意，除非有特别注明）：

· 蔬菜

胡萝卜、甜菜根、番茄、西芹、芦笋、嫩叶菠菜、西蓝花（要多些）、海带、发芽的豆类（最少1/2杯）

· 水果

猕猴桃、覆盆子（或任何莓类）、牛油果、枸杞子

· 坚果

生的杏仁、核桃、巴西栗仁片

· 沙拉酱汁

香菜切细、欧芹切细、老姜泥、九层塔切细、大蒜少许切细碎、小茴香粉1小匙、姜黄粉1小匙、亚麻籽粉1小匙、芝麻粉1小匙，青柠檬汁、黄柠檬汁、有机苹果醋少许，橄榄油、芝麻油或石榴油

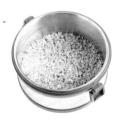
▲ 发芽豆

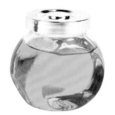
▲ 石榴油

做法：

❶ 全部食材洗净；胡萝卜切丝；甜菜根去皮，切丝；番茄、西芹、芦笋切片；嫩叶菠菜、西蓝花、海带切细；猕猴桃、覆盆子、牛油果切薄片；枸杞子浸洗干净，备用。

❷ 将全部的酱汁材料放入小碗中，混合搅拌均匀。

❸ 将全部蔬菜、水果、坚果材料放入容器中，淋上已调好的沙拉酱汁拌匀，即可食用。

Dr. Tom Wu健康小叮咛

★ 吃全生的沙拉时，每一口都要细嚼30～40下再吞下，慢慢吃，细细品尝天然食材的好味道。

★ 发芽豆类（1/2～1杯）和西蓝花要特别多嚼几下（40下），因为较硬不易释放其中的营养，同时也是高蛋白质的来源及防癌、抗癌的良药。

★ 发芽豆类在有机商店可以买到，也可买回豆类来自行发芽。

★ 食用此道沙拉时，可以每隔3天加入1次沙丁鱼或任何深海鱼。

★ 如不喜欢吃冰冷的沙拉，也可以用热水将生菜氽烫30秒～1分钟，这么短的时间不会破坏食材的营养及酶素，反而让酶素活化起来，提升植物生化素的功能。烫过后，再将沙拉酱倒入拌匀。

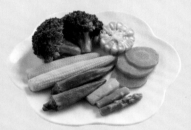

▲生菜短时间氽烫不会破坏食材的养分，反而让酶素活化起来

★ 石榴油和椰子油一样含有 ω-3、ω-6、ω-7和 ω-9，但在防乳腺癌方面比任何油都好些，因为植物醇特别高，可以平衡激素又可降低胆固醇和血压。

每天按摩乳房和双足背的乳房反射区

按摩步骤：

1. 找到乳房对应的反射区（双足背由足趾根向上4厘米处）；左脚对应左乳房、右脚对应右乳房。

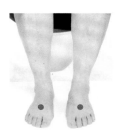

2. 在反射区上均匀涂上优质的按摩油。

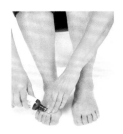

3. 手握拳，用指关节以上下来回、左右来回或打圆圈的方式，用力按摩足部乳房反射区。会痛的地方加强按摩。每次40秒～1分钟，每天2～3次，两脚都要按。可同时按双脚，也可以将一只脚放在椅子上，分开来按摩。

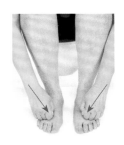

4. 接着按摩乳房。将按摩油涂抹在4根手指上，由乳房外侧一圈圈地向内、稍微用力地按摩，有痛感或硬块处要多揉几下。左、右两个乳房皆要按到，一天1～2次。

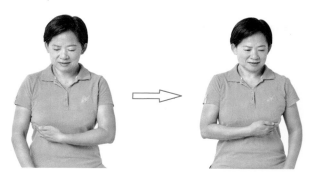

5. 按摩腋下。将按摩油涂在右手4根手指上，左手弓起支撑于腰部或臀部，右手插入腋窝深处，大拇指夹在腋窝旁的肌肉，大力按摩18下，要非常用力才能达到效果。左边按完换右边，一天1～2次。

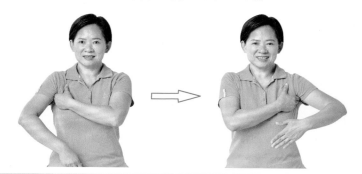

运动和生活计划

除了喝蔬果汁、吃午晚餐沙拉及按摩以外，每天也要遵照自然的生活与运动方式：

★ 每天补充4～6杯好水（最好是活性水）。用吸管慢慢地喝。

★ 每天在强烈的阳光下快步走20～30分钟。也可在早上或黄昏温和的阳光下轻松散步半小时。这是预防骨质疏松症最好的方法，同时也是防癌及提升免疫力最有效的方法。

★ 每天一定要保持4次大便。如果没有，可到有机食品店购买纤维粉和芝麻粉，将2大匙纤维粉和3大匙芝麻粉加入1大杯（360毫升）好水或纯豆浆中，拌匀后立刻饮用。一天饮用2～3次，直到天天都有4次大便为止。

营养品补充计划

★ 帮助平衡激素的营养品。

★ 帮助调节免疫力、抗癌的营养品。

★ 帮助肝脏解毒的营养品。

★ 帮助心脏血液的循环，增加精力的辅酶素（CoQ10）。

★ 平衡大肠细菌的益生菌营养品。

★ 加强免疫力的巨噬细胞素。

我告诉这位患者，如果努力地执行6～9个月，将会有奇迹出现。她不但能重获健康，也会更加苗条、美丽！

但只经过4个月后，这位小姐打电话来向我报告并感谢我，说她的肿瘤消失了！我说："应该谢谢你自己的努力，才会战胜乳腺癌，请继续吃对、喝对达到9个月时间，才能永久远离癌症。不过你还可以再请医生抽血验CA15.3、CEA、AFP、CA125、HCG、CRP、LDH、TSH，由这些癌症指标查看乳房是否真的已经完全健康了，而且还可避免致癌的扫描辐射破坏乳房细胞。抽血检验的方法，比较安全、便宜又可靠。"

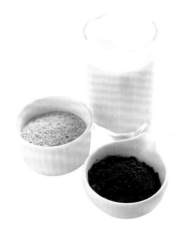

▲ 经常饮用清肠胃的饮品，可避免毒素进入血液，预防各种疾病

卵巢多囊肿瘤一期个案参考（饮食/营养品/运动/生活计划）

卵巢是女性生殖器官的一个重要部分。它的功能除了产生卵子，排入输卵管送入子宫受精外，还能制造雌激素（Estrogen）和黄体素（Progesterone）。

卵巢癌可能发生于女性的任何年龄，停经后的更年期妇女比例较高。35岁以下的女性，如果月经来时常感到不适、痛经、偏头痛等，都是激素分泌失常的现象，容易发生卵巢多发性囊肿或肿瘤。所以，若已经有痛经、偏头痛等症状，千万不要轻视或仅用止痛药处理，要找出原因彻底解决，才能防止癌症到来。若无以上症状，但月经不准时、不鲜红、有小硬块瘀血，也是一种先兆，可能十几、二十年后会有卵巢或子宫问题出现，不可不慎。

现在让我们来看一位三十岁妇女的案例。

【30岁女性，B型血】病人自述

半年前，我感觉左边的腹部时不时会痛一下。刚开始时以为是月经来前的疼痛，后来发现不是月经疼痛，就去做了检查，发现有3粒1.1厘米、1.2厘米和0.8厘米的小胞囊肿，经切片检查后，证明是第一期恶性肿瘤。

医生建议我手术切除，再做化疗。我希望等几个月观察后，再做决定。结果3个月后复查，发现肿瘤有继续长大的迹象，分别为1.2厘米、1.4厘米和1厘米。医生很担心，劝我最好提早手术切除，以免扩散到别的地方。

就在这个时候，我在佛罗里达州听了吴永志医师关于"生机饮食"的演讲。我很相信"病从口入"的道理，所以决意彻底改变以往不正确的饮食方式，希望借由改变能免挨一刀。如果改变了饮食方式，肿瘤还是恶性、没有缩小，再开刀。因为我记得吴医师演讲时说过："解除病痛必须先清除体内血液的毒素，这对以后的治疗有很大的帮助。"所以我去找吴医师，请他为我设计一个私人的食疗食谱。吴医师看了我，说我因为吃错食物和以不当的方式烹调食物，体内积累毒素过多。

此外，吴医师更一针见血地指出，要我凡事看开点，不要斤斤计较，有时吃亏就是占便宜，要常怀喜乐的心态来对待别人，这样能减少很多情绪上的压力。他说，情绪压力的毒素是食物毒素的几十倍，不可不小心！

我完全遵照吴医师教我的方法，无论饮食或运动，甚至生活作息都落实，4个月后再去复查，我的肿瘤不见了。连我的主治医生都十分惊奇，一直说这是不可能的事！

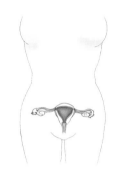

▲改变卵巢多囊肿瘤需保持健康饮食、调整平和生活状态和多运动

停止吃有害毒素

这位女士来找我时，我请她脱掉左脚的鞋子和袜子，并询问她的年龄、血型和血压。她回答说："我今年30岁，血型是B，血压略偏低，是110/70毫米汞柱。"

我又问她："你的月经来时，血块多吗？身体有没有什么不适症状？"

她答说："一年前月经来时开始有点痛，由那时候起，月经的血块就越来越多，而且常常有偏头痛，这是之前没有的。"

我对她说："你的甲状腺功能有点失常，所以有时你的心跳会很快，晚上也睡不好。你是不是喜欢吃比较香脆的食物或牛奶制品？"

她答说："吴医师,你说对了! 我有时心跳很快,晚上也睡不好,我最喜欢喝牛奶、吃酸奶或奶酪,也喜欢吃油炸食物……"

我说:"B型血的人不能喝牛奶或吃相关的乳制品,尤其目前的牛奶制品都含有很高的外来激素残留,容易干扰卵巢和甲状腺激素的分泌。而粉制品,如面、面包、蛋糕、饼干,含有会让人长瘤的溴化物,对健康有所危害。但最危险的是煎、炸、炒、烤、烧法制作的香脆食物,这些食物都会产生自由基和致癌的多环芳香烃,会加速肿瘤的癌变。

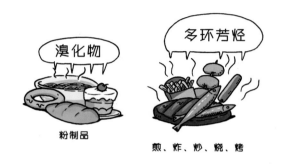

▲ 避免摄取粉制品和高温热油食物,以免加速肿瘤的癌变

"还有B型血的人,不能天天吃动物蛋白质,包括一切蛋、海鲜、鸡、鸭、牛、羊、猪的肉和汤。目前最好在6~9个月内,不吃这些食物,让身体有机会将体内的毒素排出,减轻甲状腺和卵巢内的毒素。"

此外,我建议她在生活中待人待事开朗一点,不要斤斤计较,以减少情绪上的压力。因为情绪压力的毒素比食物毒素危害更大,长期积累会紊乱人体的生理节律,打破免疫系统和自愈系统的正常运作。

早餐和及全天蔬果汁计划

我继续说:"接下来,我要教你怎样将血液的毒素清除。血液是供应给每一个细胞的粮食,血液污染会使细胞中毒、癌变,而干净的血液会使癌变的细胞变回正常的细胞。"我告诉她用2200 W大功率的蔬果机,将以下的全生食材打成蔬果汁来喝。

卵巢保健蔬果汁

分量：一天6~7杯	口感：甜带涩

材料：

· 蔬菜

全红番茄2个、胡萝卜1根、大型甜菜根1/2个、西芹1/2根、芦笋5根、包菜心2个、切细生海带（海带结也可）1/2杯

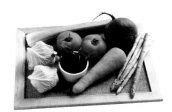

· 水果

猕猴桃2个、覆盆子1/2杯、石榴籽连白色内膜1/2杯（或有籽大红葡萄10粒）

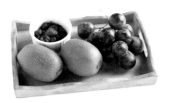

· 香料

香菜2小根、欧芹2小根、老姜片5~10片、黑胡椒粒5粒、小茴香粉1/2小匙

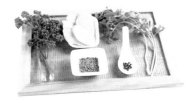

· 种子

亚麻籽2小匙、白芝麻2小匙、黑芝麻2小匙

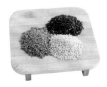

· 好水

活性水2杯

· 营养保健品

蜂花粉2小匙

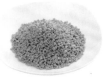

做法:

❶ 所有食材洗净;番茄、胡萝卜切块;甜菜根去皮切块;西芹切块;芦笋切小段;包菜心切小块;猕猴桃去皮切块,备用。

❷ 把活性水倒入2200 W蔬果机内,再放入所有蔬菜、水果、香料及种子,一同搅打2分钟成汁;再打开盖,加入蜂花粉2小匙,再续打约30秒,即可饮用。

 Dr. Tom Wu健康小叮咛

★ 每次喝蔬果汁之前,加半个柠檬挤汁,用吸管吸起来喝,每一口都细嚼10下。每天要有6杯的分量,连续喝9个月,才能将几十年的血中毒素排出。

★ 如果喝蔬果汁后有胃部不适或呕吐的现象,是因为胆囊有胆石或胆沙,阻止了胆汁的分泌,可以在喝的同时做4天的清胆石(请参阅168页),并在没有清胆石之前暂时不放种子和卵磷脂,就能改善。

★ 蔬果汁建议饮用时间:早餐2~3杯,中餐和晚餐前1小时各1杯,剩下的任何时候都可以喝。总之一天喝完6杯,才能在6~9个月内将身体全部的毒素清除;之后,可以减少到一天喝4杯,作保健之用。

我也请她在喝蔬果汁之前，先去抽血检验所有的癌症指标、肝指标及甲状腺促激素指标，即：CEA、AFP、CA125、HCG、CA15.3、CA19.9、CA50、CA72.4、AST、ALT、GGT、ALP、LDH、TSH及CRP。喝了4个月后，再去抽血复查同样的癌症指标，拿以前的报告和现在的报告对比进步的情形。如果数值在正常参考范围的最低值即0～0.5以上（TSH是大于1.8），就继续喝；直到检验数值都在0～0.5以下（TSH在1.8以下），才算是真正地痊愈了。

午晚餐饮食计划

★ 先吃一些酸味水果。最好是覆盆子、黑莓、黑加仑（Black currant）、菠萝和石榴。

每天吃带酸的食物帮助睡眠

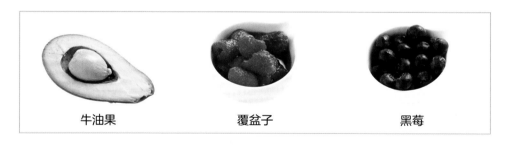

| 牛油果 | 覆盆子 | 黑莓 |

★ 再吃1大盘全生或稍用滚水氽烫一下的蔬菜沙拉。食材和上述蔬果汁的一样，可加上半杯稍微发芽的黄豆、鹰嘴豆或扁豆（每天可以替换）。

★ 拌上天然的沙拉酱汁。材料和上述蔬果汁的香料一样，再加上少许蒜蓉、切碎的九层塔、亚麻籽油、芝麻油、有调整平衡激素作用的石榴油、青柠檬汁和黄柠檬汁，也可以再加一些别的酸味水果和枸杞子。

★ 如无饱腹感，可以再吃些煮熟的蔬菜和五谷豆米饭。**熟蔬菜如西蓝花、紫甘蓝、小白菜，提供更多的色氨酸来平衡情绪紧张，有助于睡眠。豆米饭中含有更多的氨基酸，来帮助免疫系统及自愈系统。**

运动和生活计划

★ 每天保持4次大便。如果没有，可以去有机食品店购买纤维粉和芝麻粉食用。将2大匙纤维粉和3大匙芝麻粉加入1大杯（约360毫升）活性水或杏仁奶（或椰子奶），一天食用2~3次，直到每天都有4次大便。

★ 每天在强烈的阳光下快步走20~30分钟。快步走是最安全、经济的运动，而阳光可以帮助强化免疫力及修补身体损坏的细胞。癌症患者因为精力较弱，建议一次走不超过20分钟，一天不要超过2次，才不会过劳。也可以在早上及黄昏温和的阳光下轻松散步半小时。

★ 每天用优质的按摩油来按摩。在手指关节涂上按摩油后，用指关节大力地按摩双足足背、足踝后外侧的部位（参见附录四足部反射区图解），上下推按各1分钟，一天2次。按压时，左侧会比较痛，要多推按几下。按摩完毕，慢慢地喝一杯温的吉林参茶或高丽参茶。

营养品补充计划

★ 帮助平衡激素的营养品。
★ 帮助提升免疫力的营养品。
★ 帮助肝脏解毒的营养品。
★ 帮助平衡甲状腺和保护心脏的营养品，包括甲状腺激素、辅酶素（CoQ10）、基本油素（EFA）等。

这位女士的意志十分坚定，所以身体很快地恢复健康，我真的十分替她高兴。

在正统医学中，卵巢肿瘤突然不见了，是一件不可能的事。除非开刀割除，而且开刀后还要化疗、电疗来确保癌细胞完全消灭。但是癌症也有可能会再来到剩下的另一卵巢，病人又得重复接受治疗，又要继续追踪，真是防不胜防。

生机饮食法不"治疗"病症，而是尽量强化宿体（身体）的免疫系统及自愈系统，让宿体自己去处理病症。要达到这个目的，就要先知道这一事实：我们的身体是由60兆细胞组成，每个细胞都靠血管中的血液来供应营养。天天吃煎、炸、炒、烤、烧法制作的食物及过量的动物性蛋白质，尤其是牛奶制品及肉类，会污染毒化血液让细胞不能正常运作，最终细胞变异带来癌症，这就是卵巢多囊肿瘤的起因。

只有彻底改变生活习惯及饮食，实施生机饮食，喝含有高量抗病防病的植物生化素的蔬果汁来清理血毒、净化血管，才是治本的方法。当然这位女士不只改变以往的饮食和生活习惯，还补充正确的营养品。现在的她不再恐惧，每天喜乐地迎接新的一天，才能这么快康复。

肠癌一期个案参考（饮食/营养品/运动/生活计划）

在讨论肠癌的个案之前，我先简单介绍一下人类的消化系统。

首先，食物由消化系统最上端的口进入，在口腔细嚼和津液消化后，经食道送入胃脏。胃脏会分泌胃酸来杀死细菌，并让食物变成食糜（chyme），将矿物质和蛋白质分解成小单元的离子和氨基酸，以供应关节、骨骼等器官和系统的需要。如果没有足够的胃酸，未摄入足够的矿物质和蛋白质，会带来关节炎、骨质疏松、营养不良、贫血、脱发等症状。30岁

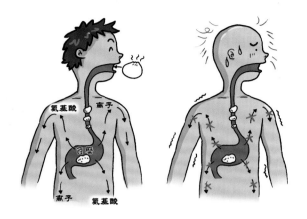

氨基酸　离子

食糜

离子　氨基酸

▲ 好的食物会供应健康能量，坏的食物会令细胞产生病变

以下者，除非已有肠胃问题，否则有足够的胃酸来消化食物；30岁以上者，随着年龄的增加，胃酸分泌会慢慢减少，所以需要及时补充胃酸素营养品（增加胃酸分泌），帮助胃脏吸收矿物质等营养，以防

骨质疏松、关节炎、胃酸反流和消化不良。

有些人因为消化不良或胃酸反流，就服用制酸剂中和胃酸，这种做法治标而不治本。制酸剂会伤害胃脏，可带来食管癌、胃癌、十二指肠癌、骨质疏松症、过敏等副作用。所以，有消化不良、胃酸反流或30岁以上者，建议补充一些胃酸素营养品。在饭中或饭后服用1～4粒，分量视个人体质而定。

胃酸反流是由于胃酸过少造成的。当胃脏生产不了足够的胃酸，就无法将摄入食物全部分解；未分解的食物在胃脏中潴留过久，会腐败、发酵、发霉、变酸；身体感应到这些食物已经变成有毒的东西，就会指挥胃脏尽快从食道向口腔排出，造成所谓的"胃酸反流"。年轻人有足够的胃酸，但随着年纪增长，胃酸逐渐减少，所以老年人应该减少食量。可惜，一般人都没有这样做。

正常情况下，胃脏将食物酸化成食糜，分解、吸收矿物质和氨基酸后，将剩余的食糜送入十二指肠，让胰脏分泌的碳酸氢钠中和成碱性后，再进入小肠。胆汁会将食糜中的脂肪分解成油酸，胰脏的酶素也会将蛋白质、碳水化合物和油类分解成小分子的氨基酸、糖分和油酸，之后送入肝脏的门静脉（Portal vein），经血液送入肝脏储藏，或通过血液循环输送到每一个细胞，让每个细胞能完成新陈代谢工作。

剩余的残渣，则由小肠进入大肠。大肠繁殖着数目庞大的益菌和坏菌（将近100兆，比人体60兆的细胞还多）。这些益菌和坏菌会互相竞争地盘，互相抑制。益菌制造对我们身体有利的营养，如B族维生素（维生素B_1、维生素B_2、维生素B_3、维生素B_6、维生素B_{12}）、维生素D_3、维生素H、维生素K、H_2O_2及干扰素，而坏菌则制造对人体不利的毒素、气体和消耗掉重要的营养！

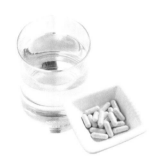
▲ 益生菌可制造人体所需的维生素，改变肠道菌丛生态，降低坏菌增生

益菌会制造人体所需的大部分维生素，尤其是制造红细胞的维生素B_{12}和防止血管硬化、强化骨骼的维生素K。我们可以每天补充益生菌，来增加益菌的数量，将坏菌抑制下来，不让它们继续作恶、危害健康。

我早上起床后，空腹喝1大杯加少许海盐、微温的活性水，服用3粒益生菌胶囊，来促进体内维生素的合成和减少肠胃的不适。有时候也会服用含益菌分泌液的营养液，来提升营养，强化免疫力和自愈力，增加大肠的益菌数量。

你知道吗？人体的免疫军队有2/3驻扎在消化系统内外，保护着我们的健康。一天应有3～4次排便，才能将体内囤积的废物全部排出。因为大肠有四个弯——升结肠、横结肠、降结肠和直肠，每一个弯就要有一次大便。我们要将大肠变成合成维生素的工厂，而不是囤垃圾的粪池或马桶。如果大肠成了粪池、垃圾场，肠癌就会跟着来了。

一般而言，肠癌多发于直肠和乙状结肠的部位。一般人

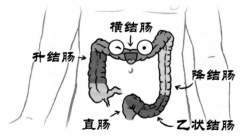
▲ 大肠有四个弯，每个弯要有一次大便，才不会让大肠变成恶臭的粪池或马桶

每天只有一两次大便，要想远离肠癌，应如汉朝王充《论衡》中所说："欲得长生，肠中常清；欲得不死，肠中无滓。"

现在跟大家分享一位肠癌患者的案例。

【50岁男性，A型血】病人自述

我今年50岁，血型是A型，这个月在大便的时候发现有鲜血，但我并没有感觉任何不适。医生帮我做了肠镜检查，发现在降结肠的上端有一块1.2厘米×1.5厘米的肿瘤，切片后证实是恶性肿瘤。

医生说要将降结肠割掉，之后立刻做化疗。但我也想试试天然的方法，连续请教了几位医师，他们都要我立刻开刀。我上有老母亲要照顾，下有3个孩子要养育，因此感到十分犹豫。我一直向上帝祷告，没想到就在偶然的机会下，在印度的千奈市（Chennai）参加一场"生机饮食"的演讲时，遇见了吴医师。

听了他的演讲后，我更加相信自然疗法可以救我的命。吴医师通过改变病人的饮食，来改善病症，这是我最希望的方法。因此我在演讲结束后去找他，请他务必帮我量身规划食谱。

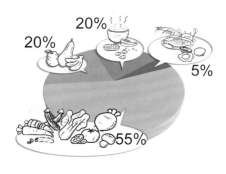

▲ A型血型适合的饮食分配图

吴医师问了我的血型，我回答他是A型。他在看了我的左脚之后，马上知道我是个爱吃肉的人。他告诉我，A型血的人不能吃一切动物性的蛋白质，包括鸡、鸭、牛、羊、猪、海鲜、蛋等食物。他说如果我要活命，就要立刻禁止食用这些食物。之后他提到许多我不能吃的食物，恰恰这些都是我爱吃的，原来就是这些食物让我得了癌症。

接着他又告诉我可以怎么通过蔬果汁、生菜沙拉和营养补充品来获得充足的营养、恢复健康，以及简单易行的按摩法。

最后他嘱咐我，在进行生机饮食之前，先抽血检验癌症指标，即CEA、CRP、AFP、CA19.9、CA72.4、CA50、CA15.3（都要在0.5以下），以及AST、ALT（在5以下）、ALP（在40以下）、LDH（在120以下）和TSH（在1.8以下）。4个月后，再抽血检验同样的癌指标，对比前后的报告数字，就可以知道病情是否真的有所改善。

这样认真执行了4个月后，我的大便已经没有鲜血，抽血的癌症指标也在正常参考值范围的最低值。为了安心，我也做了肠镜，证实癌肿瘤消失了。不但如此，我的健康日益好转，我相信如果一直持续下去，一定可以更健康。

停止吃有害毒素

这位男士是我在印度千奈市的演讲场合遇到的。他的血压是125/85毫米汞柱，从自然疗法的角度看，已属偏高。理想的正常血压：收缩压小于120毫米汞柱，舒张压小于80毫米汞柱。

观察他的左脚可知，他很喜欢吃肉类，他证实说："确实是，我一天不吃肉就感觉没有力气。"我告诉他，A型血的人不能吃一切动物的蛋白质，包括鸡、鸭、牛、羊、猪、海鲜、蛋等食物，也不能喝一切动物的肉汤。若想重拾健康，无论如何要放弃这些动物蛋白质，因为这是他得肠癌的原因之一。若再不节制饮食，只会让病情更严重。

他很严肃地说："如果这是我得肠癌的起因，那还是不吃为妙，谢谢您的指点。"

我继续说："肉类只是你得肠癌起因的一环，你也要立刻停止吃一切煎、炸、炒、烤、烧法烹调的食物，因为这些食物会产生很多自由基，破坏

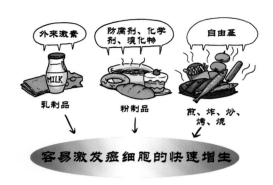

身体的细胞，加速癌细胞增生。你还要停止一切粉制品，如面条、面包、馒头、糕饼、饼干，因为它们都含有防腐剂、化学剂和让人长瘤的溴化物，这会减慢身体的新陈代谢，让毒素累积在体内。最后，就是停止食用所有的牛奶及乳制品，也是你喜欢吃的食物。这些含有外来激素残留的食物容易激发癌细胞的快速增生。"

停止一切粉制品

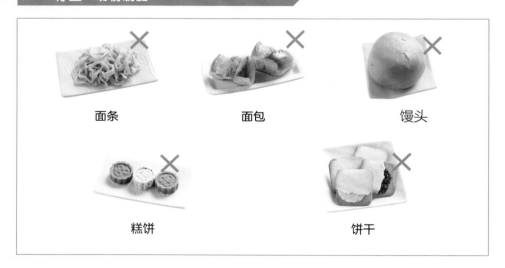

面条　　　　　　面包　　　　　　馒头

糕饼　　　　　　　　饼干

　　我还记得当时他无精打采地说："吴医师，你断绝了一切我最喜欢的食物。原来这些都是致癌的食物，怪不得我会得肠癌。吴医师，我向您保证，我不会再吃它们，因为我不想死！"

　　我说："感谢你的配合，能这样做，你已经有好的开始了！现在来说一些你能吃的食物吧，首先你要买一部大功率的蔬果机，将以下的全生食材放入蔬果机中。"

早餐及全天蔬果汁计划

肠道保健蔬果汁

分量：一天6～7杯	口感：酸带微辣

材料：

· 蔬菜

全红番茄2个、胡萝卜1根、中型甜菜根1个、白萝卜切碎1/2杯、紫甘蓝切丝1/2杯

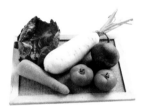

· 水果

猕猴桃2个、菠萝切碎1杯、黑莓（或枸杞子）1/2杯、石榴连白色内膜1/2个

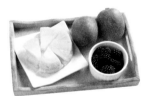

· 香料

香菜3小根、欧芹3小根、老姜片5大片、大蒜1小瓣、姜黄粉1小匙、小茴香粉1小匙

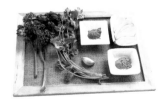

· 种子

亚麻籽2小匙、白芝麻2小匙、黑芝麻2小匙

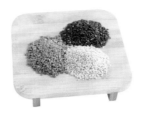

· 好水

活性水2½杯

· 营养保健品

蜂花粉2小匙、绿藻30粒

做法:

① 所有食材洗净；番茄、胡萝卜切块；甜菜根去皮切块；紫甘蓝切丝；猕猴桃去皮切块，备用。

② 把活性水倒入2200 W以上蔬果机内，再放入所有的蔬菜、水果、绿藻、香料及种子，一同搅打2分钟成汁；再打开盖，加入蜂花粉2小匙，续打约30秒，即可饮用。

Dr. Tom Wu健康小叮咛

★ 早餐喝2～3杯蔬果汁，中餐和晚餐前1小时各1杯，剩下的任何时候喝都可以。总之，一天要喝完7杯，连续喝6～9个月。之后可减量为每天4杯，来做保健用。

★ 每次喝蔬果汁之前，先加半个青柠檬的汁。最好用吸管慢慢喝，每一口细嚼10下。喝完后，建议再补充4粒消食片及3粒胃酸素，以帮助消化和吸收营养。

午晚餐饮食计划

★ 先吃一些酸味的水果。例如，酸且硬的猕猴桃、菠萝、樱桃、石榴籽连白色内膜、阳桃等食物。

★ 之后吃1大盘全生沙拉。可以用和上述蔬果汁一样的食材，再加入海带半杯，稍微发芽的白豆或扁豆半杯；酱料也可采用蔬果汁所用的香料，外加青柠檬汁、有机苹果醋、椰子油（或椰子奶）或亚麻籽油，混合好加入沙拉中食用。此外，也可再加上述酸味水果，增添风味和口感的变化。

★ 最后吃煮熟的蔬菜和五谷豆米饭。

★ 两餐之间，还要吃15～20粒榛子和老椰子肉1/3个或1/2个。榛子是所有坚果中膳食纤维含量最高的，可促进大肠蠕动和摩擦；而老椰子肉含有很高的月桂酸、癸酸和辛酸，有抗癌、抗病毒的功能。

运动和按摩计划

★ 每天在强阳光下快步走20分钟。快步走是最安全、经济的运动，而阳光可以帮助强化免疫力及修补身体损坏的细胞。癌症患者因为精力较弱，建议一次走不要超过20分钟，一天不超过2次，才不会过劳。也可在早上及黄昏温和的阳光下，轻松散步半小时。

★ 每天按摩双脚的大肠反射区。建议用优质的按摩油，按摩双足大肠的反射区，按摩完后放松心情，慢慢地喝1大杯温的绿茶或人参茶。

每天按摩双脚的大肠反射区

按摩步骤：

1. 找到肠道对应的反射区（如图所示）；右脚对应右边的升结肠，左脚对应左边的降结肠。

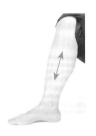

2. 在反射区均匀地涂上按摩油。

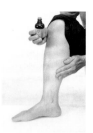

3. 手握拳，用指关节以上下来回，或自上而下／自下而上打圆圈的方式大力度地按摩。每次30秒～1分钟，每天2～3次，两脚都要按。

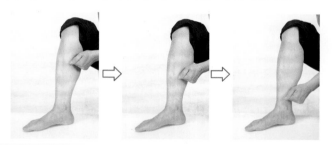

营养品补充计划

★ 帮助平衡内分泌激素的营养品。

★ 帮助提升免疫力的营养品。

★ 帮助肝脏解毒的营养品。

★ 增加胃酸的营养品。

★ 增加酶素、帮助消化的营养品，含蛋白酶、淀粉酶、脂肪酶等成分。

最后，我叮嘱他进行生机饮食前要先到医院抽血检验，4个月后再去抽验一次，把进行食疗前后的报告指标相互对比。如果报告指标在正常的参考范围的最低值以上，就表示血液中还有癌细胞，要继续执行到报告的数字都在正常参考范围的最低值即0~0.5以下（TSH例外，在1.2～1.8），才是真正的痊愈了！千万不要报告显示"都在正常范围内"，就又恢复以往的不健康的生活方式，停止生机饮食。在正常范围内只表示癌症已经得到控制，并不是完全好了，还要继续努力，只有CEA、AFP都在0.5以下，而CRP是0，才可安心！

肝癌转肺癌个案参考（饮食/营养品/运动/生活计划）

肝脏是身体的化工厂，所有摄入的食物都靠它分解和重组，再送去供应身体各个器官和细胞。如果天天吃煎、炸、炒、烤、烧及含有化学剂和激素的食物，肝脏就会负荷过重，无法及时排毒。尤其是有乙型肝炎，或有抽烟、喝酒习惯者，肝脏的排毒会更加困难。

要知道，肝脏会将大部分毒素分解成无毒物质，再把它们和剩余的毒素送入胆囊；在胆囊转变为用的胆汁，流入十二指肠，帮助分解脂肪；再由小肠进入大肠，最后由排便带出体外。

有乙型肝炎和长期抽烟、喝酒或服用药物，尤其是降胆固醇药及止痛药的人，都有得脂肪肝、肝硬化或肝癌的危险。服胆固醇药超过12年的人，患脂肪肝概率比抽烟、喝酒的人更高。如果有乙肝或抽烟、喝酒又喜欢吃煎、炸、炒、烧、烤类的食物，得肝肿瘤的机会更高，千万要小心！

我常建议肝指标偏高和有肝病的人尽量少用药物，以营养品代替，同时也要排胆石清胆囊，让肝脏的毒素能顺利地疏解、排出而减少。

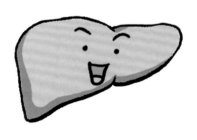

▲肝脏是最大的解毒工具，有代谢、消化、储存和排泄等多方面功能

肝功能指标AST（SGOT）和ALT（SGPT）在不同地区有不同的标准

★ 在美国，有些医院的AST正常参考值为0～40，ALT为0～50；另一些医院的AST正常参考值为10～40，ALT为0～36。

★ 在中国内地，一般医院的AST正常范围为0～40，ALT也是0～40。

★ 在香港地区，有些验血中心的AST正常范围为5～34，ALT为0～55；也有医院的AST和ALT正常范围为0～40。

★ 在台湾地区，有些医院的AST和ALT正常范围为5～40；还有一些医院的AST正常范围为0～31，ALT为0～32。

例如，检验出的AST指数是32、ALT是33，在美国或我国内地，医护人员会解读为一切正常；但在台湾地区的医院，可能已算超标了，因为正常参考值分别是0～31和0～32。于是，可能因为不同地区的参考标准不同，导致没有及时引起警觉或接受治疗，而让病情延误！

那么，在自然疗法中，肝指标要多少才健康呢？答案是AST和ALT要小于或等于5，最高不能超过10！所以，例如，检验到AST是15、ALT是16时，就已经是最低值的3倍，已经很危险了。

当肝脏无法排出多余的毒素，这些毒素就会伤害肝细胞，使之发炎、变异成癌细胞，再累积成小疱疹、小硬块，慢慢形成肿瘤，最终变成癌肿瘤。

有时候可能肝脏已有癌细胞，甚至小疱疹，但肝指标AST和ALT还显示在正常范围内，让人误以为没问题。因此，提请医师们更谨慎地判读验血的CEA、AFP和GGT指标的报告！

要想保护肝脏，首先必须停止摄入一切有毒的食物，再做肝胆的净化排石（参阅168页），同时天天喝6杯以上净化肝脏的蔬果汁，将毒素尽可能地降到最低。对于肝癌患者，还须遵照医师指示接受治疗，以保证癌症不会快速扩散，转移到肺脏或大肠等。

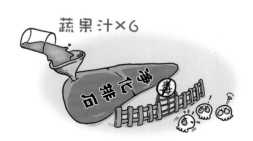

以下是个肝癌的典型例子，如果病人懂得先解毒、再加毒（吃药），病情会完全不一样，也不会受到长期痛苦的折磨。

【50岁男性，O型血】病人自述

我是一位肝癌患者，今年50岁。多年来我的肝脏一直出现各种疾病，让我备受折磨。

年轻时我就查出有乙型肝炎，长期服药，但一直没有治好。2006年的一次体检，发现肝硬化，医生说必须换肝才能活命，但是换肝要排队等机会。2007年，CT扫描发现有肿瘤，我进一步接受医生的建议做切片检查，却发现肝脏有恶性肿瘤细胞。我听从医生的建议，立刻切除了部分肝脏，又持续做了6个月化疗，希望将肝病医好。治疗半年后复检，医生告知我肝脏的癌细胞都已经被杀光了，不过仍要继续追踪，因为担心往后可能会复发或转移到别处。

果然2008年2月的定期检查时，再次发现肝脏出现新的肿瘤。因此我又做了第二次切除以及化疗。如此反复进出医院做治疗长达快一年才结束，医生同样宣告我的肝脏已见不到癌细胞的踪迹。但很不幸地，2009年时，医生再次发现癌细胞已经转移到我的肺部，因此我又做了好几个化疗的疗程。

我感到十分痛苦，没想到在我快放弃希望时，因缘际会听到吴永志医师在美国的孙中山纪念馆为《世界日报》主办的"台南地区八八水灾募款赈灾"活动演讲。他的演讲让我深深感动，回想自己以前只知道接受治疗，却不改变错误的饮食内容和生活习惯，所以病情才会好了又坏，坏了又好，让健康陷入恶性循环的状况。因此，我特地去找吴医师，希望知道自己到底吃错了什么东西，造成癌症缠身？

听了吴医师的解释之后，我才知道原来过去许多我爱吃的肉类等食物都是毒素的来源，我用煎、炸、炒、烤等方式来烹调食物也不对。因此我愿意听从吴医师的建议，吃对的食物、有正常规律的生活，并保持身心的平静。吴医师说，只要我不放弃，就有希望！

早餐及全天蔬果汁计划

我在对这位先生的建议中，一直强调不能让血液过毒。从肝炎到肝癌，他的肝脏排毒出现严重问题，反映出体内毒素积累太多。血液是供应身体每个细胞的重要能源，只有每天摄取干净、丰富的营养，才会让每个细胞健康又年轻，而且血液也保持干净。如果天天吃喝过多的毒素，会让血液中的毒素越积越多，生病的概率自然会上升。血液中的毒素流入体细胞，就会让细胞中毒，人自然就会疲倦，没力气做事，晚上也睡不安稳。久而久之，就会让体内细胞变异成癌细胞，这便是癌症的开始。

所以一旦查出癌症，就应该意识到是自己的血液堆积了太多的毒素，须立刻停止把任何有毒的东西送入体内，并且清除体内的毒素。这样癌细胞才有机会恢复成正常的细胞。

对于这位先生，我除了教他终止一切不能吃的食物，还进一步告诉他："你还应该大量喝蔬果汁，将体内血液的毒素清除干净，才能及时阻止将要癌变的细胞，并且要补充正确的营养品来调节免疫和自愈功能。"

他打断我的话，疑惑地问："为什么大量喝蔬果汁，会有清血毒的功效呢？"

我说："蔬果汁必须使用2200 W以上的蔬果机，功率够大才能将蕴藏在蔬果里的植物生化素释放出来。植物生化素是天然药物，保护蔬果本身不受疾病、

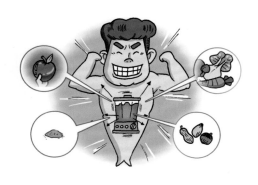

▲ 补充完整的植物生化素和营养，才能加强免疫和自愈功能，让身体细胞强壮起来

害虫和强烈阳光的侵害，所以我们吃了可以保护人体免受毒素及癌细胞的伤害。"

此外，我不忘提醒他，打蔬果汁最好采用活性矿物质水。它会将过酸的血液碱化回来，并提供足够的活性矿物质，让身体细胞更强壮。

对于适合这位先生的清血毒蔬果汁食谱，我的建议如下：

净化血液蔬果汁

分量：一天6～7杯	口感：酸甜

材料：

·蔬菜

全红番茄2个、胡萝卜2根、中型甜菜根1个、西芹1根、芦笋5根、嫩菠菜1小把（手掌可握住的分量）

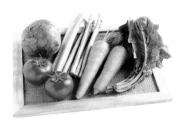

·水果

猕猴桃2个、有籽麝香红葡萄10粒（或苹果1个或橙子1个）、新鲜蓝莓1/2杯、枸杞3大匙、青柠檬1个

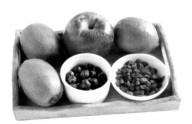

·香料

香菜5小根、欧芹3小根、带皮老姜5片、九层塔数叶、迷迭香少许、姜黄粉1小匙、肉桂粉1/2小匙

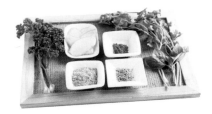

· 种子

黑芝麻3小匙、亚麻籽2小匙、南瓜子1小匙

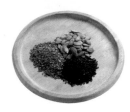

· 好水

活性水2杯

做法：

① 将所有食材洗净；番茄、胡萝卜切块；甜菜根去皮切块；西芹、芦笋及嫩菠菜切段；猕猴桃去皮切块；青柠檬去掉绿色外皮，保留白色部分、果肉连籽，备用。

② 把活性水倒入蔬果机内，再放入所有的蔬菜、水果、香料及种子，一同搅打2分钟成汁，即可饮用。

 Dr. Tom Wu健康小叮咛

★ 早上两杯（每杯240毫升）当作早餐，午餐和晚餐前1小时各1杯，剩下的任何时候喝都可以。

★ 每次喝蔬果汁之前，一定要加半个青柠檬挤汁。

★ 喝蔬果汁时最好用吸管，每一口慢慢细嚼10下，让唾液有时间同蔬果汁混合在一起，帮助身体吸收营养。

午晚餐饮食计划

除了喝蔬果汁，午餐和晚餐也要吃得对才能发挥效果。午餐除了生菜沙拉，可以增加30克鱼类，但烹调方式只能选择清蒸或是煮成鱼汤，而且每星期最多吃2次。但能免则免，因为动物性蛋白质是极酸性食物，吃得越少越好。

建议补充的蛋白质是植物蛋白，多吃稍微发芽的豆类。记住，每一口食物都要细嚼30~40下再吞下去，这样更容易消化和吸收营养。晚餐除了吃1大盘生菜沙拉外，还可以吃些豆米饭或豆米粥，以增加饱腹感。

营养丰富生菜沙拉

材料（分量随意，除非有特别注明）：

·蔬菜

全红番茄、胡萝卜、中型甜菜根、西芹、芦笋、嫩菠菜、豆瓣菜、新鲜海带、紫菜、欧芹、西蓝花、花菜、发芽豆类1/2杯（绿豆、红豆或黄豆等都可以，最好天天替换）

·沙拉酱汁

带皮老姜、大蒜、九层塔、香菜、紫苏叶、迷迭香、姜黄粉、肉桂粉、冷压初榨橄榄油（或芝麻油、牛油果油）、有机苹果醋、青柠檬汁

做法：

❶ 全部材料清洗干净；番茄切片状；胡萝卜切丝；甜菜根去皮，切丝；西芹、芦笋切段；嫩菠菜和豆瓣菜切细；海带、紫菜、欧芹切细，西蓝花、花菜切小朵；全部放入容器中，加入发芽豆类。

❷ 全部的酱汁材料放入小碗中，混合搅拌均匀，淋在所有蔬菜上，即可食用。

Dr. Tom Wu健康小叮咛

★ 除了以上材料，还可加入适量的酸猕猴桃、有籽涩涩的麝香红葡萄、新鲜蓝莓或枸杞，让沙拉的风味更佳。

★ 千万不要加香蕉、梨、西瓜、哈密瓜、甜瓜、木瓜等甜的水果，因为癌细胞是靠糖分才能活的。

★ 所有蔬菜请以生吃为先，其次也可滚水稍微烫过。

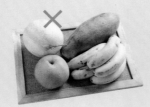 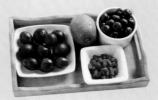

五谷豆米饭

材料（分量随意，除非特别注明）：
发芽豆类1/2杯、五谷米（糙米、红米、黑米、薏仁、小米）、大蒜4～5小瓣、带皮老姜（分量越多越好）、香菜、海带（干的或泡发的皆可）、姜黄粉1小匙、肉桂粉1/2小匙、活性水适量

做法：
❶ 所有材料清洗干净；大蒜去皮不切碎；老姜切丝；香菜切碎，备用。
❷ 把处理好的材料混合均匀，依个人对五谷饭软硬度的喜好，添加合适的水量，放入电饭锅内煮成豆米饭或豆米粥即可。

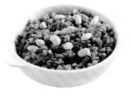

运动和生活计划

★ 每天做357深呼吸运动。快速将空气吸入肺部至丹田3秒，然后闭气5

秒，之后再慢慢吐气约7秒。这样让肺细胞有时间吸收充足的氧气，并有时间将毒素从肺部排出。一天尽量多做几次，最好每1～2小时做1次，每次吸吐9下，每天5～10次。闭气时，要用意念让氧气充满整个肺脏及特别输送到肺脏有问题的地方，并用意念将毒素从肺部有问题的地方排出，并且向有问题的细胞微笑，欢迎它们变回正常的细胞，欢迎它们回到大家庭。每次做完冥想后，用愉快的心情大笑50～60声，让出轨的细胞知道你是真心欢迎它们回来，与大家和平相处。

★ 每天在强阳光下快步走20～30分钟。快步走是最安全、经济的运动，而阳光可以帮助强化免疫力及修补身体损坏的细胞。

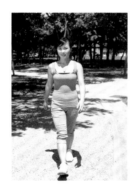 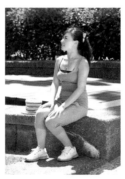

▲在强阳光下快步走20分钟，走5分钟、坐5分钟

★ 中午要小憩30～45分钟。中午小睡一下是为了让身体获得短暂休息来充电，因此不要睡得过久，以免晚上睡不着。

★ 少量多餐，维持体重和增强抵抗力。采取少量多餐的方式，尽量多吃；两餐之间还要吃

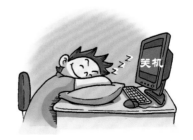

▲午睡可缓解疲惫的脑力，减轻压力，提升下午的工作效率

生的坚果，不能让体重一下子减少5千克以上；最好要让体重不降反升，才有利于抗癌。

★ **每天有4次排便。**毒素借由大便排出体外。如果没有，可到有机食品店购买纤维粉和芝麻粉。将2大匙纤维粉和3大匙芝麻粉加入1大杯（360毫升）好水中拌匀饮用，一天饮用2~3次，直到天天都有4次大便为止。

营养品补充计划

同时我也告诉他，除了以上的蔬果汁和午、晚餐食谱，还要补充一些营养品：

★ 帮助支持心脏功能、增加细胞生产的能量，含辅酶素成分的营养品。

★ 帮助调节免疫力的营养品。

★ 帮助肝脏解毒的营养品。

★ 帮助净化体内的脂肪和液体环境（血液、水分和淋巴液），含有硫辛酸（alpha lipoid acid）等成分的营养品。

★ 帮助引进消化系统更多益菌的营养品。

★ 帮助消化和吸收营养，含各种消化酶及增加胃酸的营养品，如消食片、胃酸素等。

最后，我告诉他："只要你有信心去努力，并随时保持一颗喜乐的心，多去帮助别人，我相信可能会有好结果。如果一开始患肝癌，就改变饮食内容和生活习惯，健康情况会完全不一样。现在亡羊补牢，犹未晚矣，我们一起加油吧！希望4~6个月后，能听到你的好消息。"

在写这位男士的案例时，他才开始实行食谱内容2个星期，距4~6个月的观察期还很久，所以我尚未获得他的喜讯。但并不表示没有希望，只要他不放弃，就有可能赢回生命。因此我诚心地为他祈祷，也希望让读者知道净化血液、净化身体的重要性，只要体内的毒素能清除或下降，之后配合治疗，痊愈的机会也会大大提升。

神经系统

颈动脉栓塞（头晕）个案参考（饮食/营养品/运动/生活计划）

颈动脉（Carotid artery）分为左颈动脉和右颈动脉。这两条动脉是从心脏的大动脉分叉，输送血液营养到头部。左右颈动脉又各自分为颈内动脉和颈外动脉。

左右颈外动脉分为许多小的支血管，输送血液营养至头皮、脸部、口部和颚部；左右颈内动脉则供应血液营养给大脑、小脑和眼睛。颈内动脉或颈外动脉部分阻塞就会引起中风，少许的狭窄就会造成头晕或脸部麻木。

两侧颈动脉的内外交汇处有一个感应区，叫颈动脉体（Carotid body）和颈动脉窦（Carotid sinus）。颈动脉窦调节血压，而颈动脉体调节氧气和呼吸。很多睡眠呼吸暂停综合征（Sleep Apnea Syndrome），就是由颈动脉体轻微或严重阻塞造成的。

人体的其他动脉都藏在内部，只有这两条颈动脉在外侧。通过按压颈动脉，从柔软度或是否有硬结可探知心脏的健康。建议用优质按摩油轻轻按压左右颈动脉，以预防或缓解中风、心脏病发作、心律不齐、睡眠呼吸暂停综合征、头痛、头晕等不适症状。

一般的体检时，医生很少特别留意这两条颈动脉的大小、宽度。以下就是一个典型的例子，病人虽然服药又拍片，还是查不出病因所在。

【30岁男性，A型血】病人自述

我今年30岁，长久以来有头晕的毛病。已经看过很多医生，照过脑部超声波（怀疑有瘤），也服用了处方药，但是这个扰人的病症并没有改善，反而越来越严重。

我抱着姑且一试的心态，去找了吴医师。吴医师一看我的左脚，就知道我每天不吃早餐，而且很晚才吃晚餐。他说我的头晕其实是因为没有按时吃三餐及吃错食物导致的。吴医师要我禁止一些不该吃的食物，还教我如何打蔬果汁，补充适当的营养品，并辅以脚底按摩。短短4个月的时间，长期困扰我的头晕已经不再发生，连我的口臭、口苦、晚上睡不好等问题也一并改善了。

当这位刘先生来找我时，眼神充满了期待。我照例请他脱掉左脚的鞋子和袜子，仔细端详后问："你是什么血型？为什么你每天不吃早餐？"

他很惊讶地看着我，嗫嚅地答道："我是A型血的人，因为一早起床没胃口，所以我不吃早餐。"

我点了点头，又继续问："你的嘴里是不是常感觉有苦味和臭味？"他这次猛点头，并立刻回答："是的，吴医师，你怎么知道的？太神奇了，我都还没跟你说呢。"

我继续问："那你是不是也经常很晚才吃晚餐呢？"他犹豫了一下：

"的确是，通常我大约晚上9点回到家，洗完澡后，才开始吃晚餐。吃过东西不久，便会感觉疲倦，于是就上床睡觉了。"

确认了这些问题后，我对他说："你的头晕，其实是由于你没有准时吃三餐，以及吃错食物导致的。"

他似乎无法理解，于是我进一步解释："A型血的人是不能吃牛奶制品的，如奶酪、布丁、比萨之类的食物。"我还没说完，他就打断我的话，辩解起来："啊，吴医师，比萨美味又方便，我常买来当午餐！为什么A型血的人不能吃牛奶制品呢？"

A型不建议吃

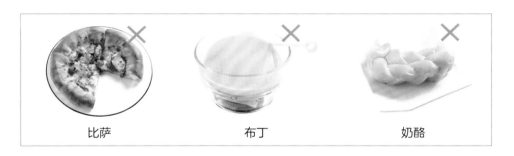

| 比萨 | 布丁 | 奶酪 |

我严肃地告诉他："那些都是对你的健康有害的食物。你颈部的两条动脉中，有一条已经被比萨上的奶酪阻塞了一小部分。血液不能通过狭窄的血管，将营养和氧气输送到脑部，脑细胞就会缺氧，所以你才会经常头晕。"停顿了一下，我继续道："缺氧是看不出来的，要等到脑细胞死亡多到某个程度，或发现小脑瘤，医生才能检查出来。但到那个时候，麻烦就大了，现在你要立刻停止吃不该吃的牛奶制品。"

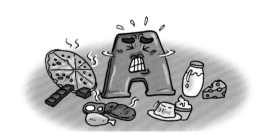

▲ 停止吃牛奶制品，尽量减少吃肉类，暂时停止吃煎、炸、炒、烤、烧法制作的食物

停止吃有害毒素

那么要遵守哪些饮食规范呢？其实说白了，就是停止吃送进体内更多毒素的饮食。以下便是头晕的人应该停止或限制的食物：

★ 停止牛奶制品。牛奶、奶油、奶酪、冰激凌、布丁、酸奶、比萨、巧克力等奶制品，对于A型血的人是绝对不好的。一周偶尔吃1次，倒没什么关系，但天天吃就会吃出毛病来。因为A型血的人胃酸分泌较少，而奶制品含高量蛋白质，需要大量的胃酸才能消化。例如，比萨上的奶酪丝会阻塞血管，尤其是颈部的两条动脉。

★ 尽量减少肉类。A型血的人因为胃酸分泌较少，也要少吃肉类，每周只能吃1次。

★ 暂时停止食用煎、炸、炒、烤、烧法烹调的食物。如炸鸡、薯条、烤鸭等，最好暂时不要碰。等头晕好了后，则可以每星期吃1次。

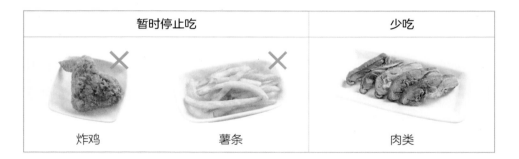

暂时停止吃		少吃
炸鸡	薯条	肉类

早餐及全天蔬果汁计划

改变了不良的饮食习惯，不再将污染血液的食物送进体内后，就要开始清除体内已有的毒素和垃圾，帮助血管畅通。喝蔬果汁是最佳的选择。

改善头晕蔬果汁

分量：一天6～7杯	口感：甜酸

材料：

· 蔬菜

全红番茄2个、胡萝卜1根、中型甜菜根1个、嫩菠菜1小把（手掌可握住的分量）、紫甘蓝1片

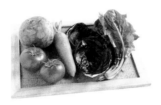

· 水果

猕猴桃2个、新鲜蓝莓（或枸杞）1/2杯

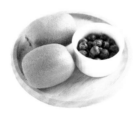

· 香料

香菜3根、带皮老姜5片、朝天椒1～3粒

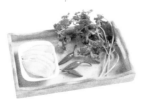

· 种子

亚麻籽1小匙、黑芝麻2小匙

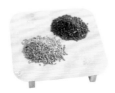

· 好水

活性水2杯

· 营养补充品

卵磷脂2小匙、蜂花粉2小匙

做法：

❶ 所有食材洗净；番茄、胡萝卜切块；甜菜根、猕猴桃去皮，切块；嫩菠菜、紫甘蓝切细，备用。

❷ 把活性水倒入2200 W以上的蔬果机内，放入所有蔬菜、水果、香料及种子，一同搅打2分钟成汁；再打开盖，加入卵磷脂、蜂花粉，续打约30秒，即可饮用。

 Dr. Tom Wu健康小叮咛

★ 活性水可以增加活性矿物质和平衡血液的酸碱度。

★ 早上2杯，出门前再1杯，午餐和晚餐前1小时各1杯，剩下的在任何时候喝完都可以。

午晚餐饮食计划

除了喝蔬果汁，午餐和晚餐多吃生菜沙拉，也可吃一些水煮或清蒸的食物。所有蔬菜以生吃为先，其次是滚水氽烫过的。如果是吃熟的蔬菜，可加些蒜蓉、姜末、香菜碎，并淋上冷压初榨的橄榄油或石榴油和有机苹果醋调味。每隔一两天，在午餐中加入清蒸鱼30克，或鱼汤1碗，或吃罐头沙丁鱼2条。如果不想吃鱼，可改为1个全熟水煮蛋，蛋白、蛋黄都要吃。

晚餐则一定要在晚上6点或7点前吃完，最迟不能超过7点。晚餐顺序是先吃1小盘生菜沙拉后，再吃煮熟的五谷豆米饭或蒸熟的南瓜。

记住！每一口食物都要细嚼30～40下再吞下去，这样容易消化食物和吸收营养。

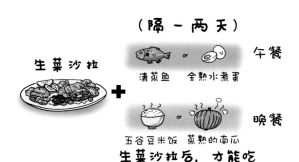

（隔一两天）

生菜沙拉 + 清蒸鱼 全熟水煮蛋 **午餐**

五谷豆米饭 蒸熟的南瓜 **晚餐**

生菜沙拉后，才能吃

全生沙拉

材料（分量随意，除非特别注明）：
· 蔬菜
全红番茄、胡萝卜、中型甜菜根、嫩菠菜、紫甘蓝
· 沙拉酱汁
带皮老姜泥、九层塔切细碎、香菜切细碎、亚麻籽粉、黑芝麻粉、冷压初榨橄榄油（或椰子油或石榴油）、有机苹果醋、青柠檬汁、朝天椒切细碎

做法：
❶ 全部材料清洗干净；番茄切片；胡萝卜切丝；甜菜根去皮，切丝；嫩菠菜、紫甘蓝切细状，放入容器中。
❷ 将全部的酱汁材料放入小碗中，混合均匀，淋在处理好的蔬菜上，即可食用。

Dr. Tom Wu健康小叮咛

★ 除了食谱里的材料，还可加入适量的生坚果、猕猴桃、新鲜蓝莓或枸杞，让沙拉的风味更佳。

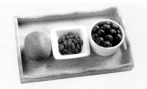

按摩保健计划

　　除了饮食上的改变，我还建议他选用优质的按摩油，大力地按摩大脚趾和脚底胃部反射区。一天2次，一次30秒，双脚都要按摩。按摩的最佳时间，是餐前1小时或餐后1小时；千万不要在吃完东西后立刻做，或做完脚底按摩立刻吃东西。

　　只要持续不断地照此方法做，我相信大约4个月后，这位先生就会感到身体健康的改善。但颈动脉栓塞（头晕）的情况，可能需要8个月～1年，才有明显改善。

每天脚底按摩30秒，舒缓头晕

按摩步骤：

　1. 找到头部对应的足底反射区，即双足的大脚趾。

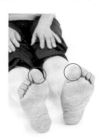

　2. 在反射区均匀地涂上按摩油。

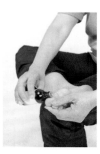

3. 用双手的大拇指大力按摩整个反射区30～40秒，痛的地方要多按几下，两脚皆要按，一天2～3次。

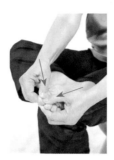

可加按摩听宫穴（参考第4章"对症改善按摩"第2招）

 Dr. Tom Wu健康小叮咛

★ 按摩脚底的脑颈反射区，可以打通大脑神经系统，帮助平衡神经的运作，舒缓头晕的情形。

★ 按摩脚底的胃部反射区，可以打通消化系统，帮助消化食物和吸收营养，让食物不会停留在胃里太久而发臭，带来口臭、口苦的情形。

营养品补充计划

同时，为了帮助身体自愈系统的修复工作，我也建议他补充一些营养品。

★ 帮助制造更多红细胞，调节神经元信息传递的营养品，如维生素B_{12}。

★ 帮助增加胃酸，增加营养及矿物质的吸收，如胃酸素。

★ 帮助分解、消化食物的营养品，如消食片。

★ 帮助打通血管的营养品。

★ 帮助排便的纤维粉、芝麻粉。将纤维粉2大匙和芝麻粉3大匙，加入400毫升纯净水、活性水或蔬果汁，混合摇匀后，立刻喝下。一天喝1～3次，务必要天天有4次排便，最少也要有3次。

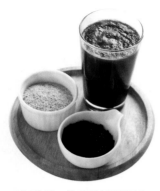

▲纤维粉+芝麻粉搭配好水饮用，帮助清除肠道囤积的废物

4个月后，这位先生打了一通电话给我，很兴奋地嚷道："吴医师，我是George Liu，那个会常常头晕的病人。您真是上帝派来的天使医生，我遵循您建议的食谱，也努力地按摩脚底穴道。短短4个月，以往困扰我的头晕已经完全消失，连我的口臭、口苦、晚上睡不好等问题也通通不见了，您所建议的健康饮食及生活处方实在太棒了，让我完全恢复以前的精神和健康。请问，我要不要再让您复诊一次呢？"

我连忙对他说："恭喜你恢复了健康，只要你继续努力执行，就会有好结果的。"

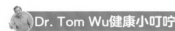

Dr. Tom Wu健康小叮咛

★ 在这个案例中，这位病人之所以头晕很久都无法改善，是因为长期吃错食物，颈动脉被阻塞住了；再加上他三餐不按时吃，身体没办法准时吸收到营养，不能准时分配营养给五脏六腑。如此恶性循环，造成长期的营养缺乏，当然会生病了！

★ 血管一旦阻塞不通，中风、心脏病、脑瘤、抑郁症等都有可能发生。幸好这位先生及时改变饮食来改善健康，才避免以后更严重的病情发生。很多这类病情的病人，调整了以往吃错三餐的时间与食物后，也获得了好的改善效果。希望这个实例能为读者提供借鉴，免受类似病痛的煎熬！

★ 事实上，我们的血型决定我们应该吃什么东西，而人体"生物钟"则要我们在应该吃东西的时间内吃应该吃的食物。世界上的万事万物都有其规律，只要我们稍加留意，身体自然会健康。至于什么血型应该吃什么食物，以及生物钟的概念，在我的《不一样的自然养生法》一书中有很详细的说明，读者可自行参考。

帕金森病个案参考（饮食/营养品/运动/生活计划）

正统医学认为，帕金森病是脑部受损所致。在美国，55岁以上人群中，大约每200人就有1人会得此症；患者总人数高达150万，每年总开支约250亿，每年都有6万多新增病例。一般而言，男性患此症的概率是女性的1.5倍。

帕金森病患者开始是一只手微抖，慢慢地脚也会抖，再慢慢双手双脚都会抖，尤其坐着时抖得更厉害。患者的肌肉、身体会僵硬，最后连头也会抖，到那时起居生活都有问题。最终，1/3的患者会得抑郁症和失智症。从发病到最后，患者平均能活10～15年。但在这期间，带给家人的精神和财务压力不低于失智症。

正统医学无法治好此症，只能用药物控制十几年，患者最终会喉咙僵硬，不能吞食而死。生机饮食疗法对此症有明显的改善，但也不能痊愈，需要有耐心与恒心地与病魔长期作战，目标营养品也需要服用很高的剂量才能达到良效——这真的不是穷人家可以付得起的，所以千万别得这个病症。

几十年的临床经验告诉我，凡是家庭中夫妻两人都很能干，出现问题时又不肯互相让步，最终就有一人会得此症；或者当一人得理不饶人，另外一人却忍气吞声、气得半死，那么忍气的人就容易得此症。所以，我认为要远离此症，最好夫妻常常相敬如宾、互相忍让，以免走火入魔，最终的痛苦还是自作自受，划不来。

在治疗方面，我认为夫妻中若有一人患此症，则须双方一起治疗才会有效。因为这是肾上腺长期在紧张中过度工作而造成的，所以无病的一方要加倍地爱护、顺从对方，停止一切无谓的争执，这是心理治疗法。知道这个秘诀后，若夫妻双方能调整以往经常的尖锐对立，转换心态用欢笑及幽默应答，那么可以省下很多看病的钱，不会让另一半受苦，而自己也能平安过好日子，何乐而不为？

在饮食方面，帕金森病患者要改变以前嗜酒、大鱼大肉、爱吃甜味或咸味的坏习惯。多吃酸味的水果，如青柠檬、青硬的猕猴桃、酸的黑莓，天天喝6～7杯对症的蔬果汁，以及服用很高量的目标营养补充品。三餐吃符合自己血型的食谱，尽量少吃污染的肉类，以豆类代替肉类。但不是豆腐，而是真的豆类，以及服用含有天然左旋多巴的蚕豆（Fava Bean）和藜豆（Mucuna Bean，又叫狗儿豆、鹅绒毛豆）的营养补充品。同时也用按摩油大力地按压双脚大脚趾、甲状腺和肾上腺反射区，将会有很好的效果。

【 55岁男性，O型血 】作者代述

一位女士陪同一位手不停抖动的中年人来到我的医疗中心。坐下后，这位女士先说："我先生今年55岁，血型是O。几年前就开始有点手抖，医生说是帕金森病，开了药给他服用几年。现在已经无效，手抖越来越厉害，次数也增加。

"我有位朋友是你以前的病人，介绍我来见你。她说你从来不用药或特殊疗法治疗病症，只改变病人的食谱，并搭配一些目标营养品。病人只要肯跟着做，慢慢就会有改善。我和我先生很认同这样的做法，所以我们就来了。希望你的生机饮食对我先生有帮助。"

我请男士脱掉左脚的鞋子和袜子，看了一会儿后对他说："你的帕金森病，有三个起因。第一，你性情太急，做事太紧张，使肾上腺长期处于备战状态，分泌过多的肾上腺素和皮质醇。这两种激素过多会使神经发炎，造成甲状腺功能亢进及手抖。第二，你火气太大，容易发脾气，使红细胞破裂，升高血小板量。这又使血液变得太浓太黏，带来高血压。你的血压怎么样？"

他回答："我在吃降血压药，已经将近10年了，现在控制得很好，在120/80毫米汞柱的正常水平。"

我听后说："血压高时，是应该服降血压药控制；但在服药的同时，你需要立刻改变食谱，让血压尽快在三四个星期内恢复正常值，才是上策。因为降压药只能控制你的血压不再升高，并没有真正治好你的高血压病。你一忘记服用，立刻又升回来了。所以医生都会吩咐病人千万别忘记服药！而且服用血压药超过3年后，可能造成性功能障碍，无法房事；超过五六年可能会导致尿频；超过7年可能会腰酸背痛；10年以上可能会肾衰竭，最终到达洗肾的地步。"

他打断我的话道："事实上，我在5年前就开始出现性功能障碍。我去看医生，医生并没有说是血压药的问题，只开了万艾可（viagra）给我，说一服就能见效，但并没有长久效果。4年前我有多尿的情形，晚上要起夜四五次。去看医生，医生说是前列腺肿大，又开了另一种药，但尿频情形仍然没有改善。就在服用前列腺增生的药后，我开始出现手抖的状态。医生又开了药，服用了几年后，抖得更厉害，我又不敢不吃，怕会更严重。希望你告诉我为什么会手抖？为什么我会有帕金森病？"

我说："我刚刚说过，血压药会带来性功能障碍，带来尿频、腰痛，只有尽快改变食谱，让血压下降，不用再服血压药，才不会继续伤肾，才能根治。此外，你也要放松心情，不要太紧张，不要常常发脾气。"

我一边向他说明，一边也看着他的太太说："还有一点，是希望你的太太不要太唠叨、太啰唆，因为你的先生受不了这些压力。我知道你是好意，爱你的先生、关心你的先生，但他不喜欢凡事受约束啊！所以还是少说话、少用指责和批评的口气，改用赞美、微笑来表达你的关心，这样你的先生会比较容易接受，不会生气，情绪就比较稳定，对于他的手抖改善也会有帮助。"

一般有帕金森病的家庭都有一位女强人，而先生又不肯低头让步，太生气而发不出气，才会气得手抖。所以要治好帕金森病，不是靠药来控制，而是先靠家庭心理调整来平衡，就已经治好了一半，剩下的一半是改善食谱。

停止吃有害毒素

"至于你会患帕金森病的第三个起因，就是吃错食物。你的血型虽然是O型，可以吃肉类，但O型血的人一星期也只能吃不超过3次的动物蛋白质呀！"

他急着问道："什么是动物蛋白质？牛奶、鸡蛋、海鲜算不算动物蛋白质？"

我回答说："动物蛋白质包括一切蛋：鸡蛋、鸭蛋、鹌鹑蛋等；一切奶制品：牛奶、奶酪、炼乳、奶粉、奶油、酸奶、比萨、巧克力等；一切海鲜：鱼、虾、蟹、蚝等；一切肉类和肉汤：鸡肉、鸭肉、牛肉、猪肉、羊肉等。你是O型血的人，一个星期只能吃不超过3次的动物蛋白质，但你却天天三餐都吃大鱼大肉。这么多动物蛋白质会伤肾，并提升肾上腺的醛固酮（aldosterone）分泌而升高血压、血糖。这就是为什么你会有高血压的根源。

"还有，所有的动物饲料都混合了生长激素。这个生长激素会干扰你身体内分泌系统（Endocrine system）的激素分泌，尤其是肾上腺及甲状腺的激素分泌。激素不平衡也是帕金森病的因素之一。

"所以最好你能将食用动物蛋白质的次数减为每星期一次或两次，而且要买有机、没打生长激素和抗生素的肉类。如果买不到合适的肉类和蛋，就最好暂时不吃，或吃含有橄榄油的罐头沙丁鱼，或吃加大蒜、老姜、香菜一起煮的新鲜墨鱼汤（沙丁鱼有2倍于墨鱼、鱿鱼有4倍高过鲑鱼的好胆固醇HDL，对神经系统和记忆力很有帮助），这样会比较保险，不会加重你的病情。

"另外，你也要尽量不吃太甜的食物，如糕饼、糖果、蜜饯，连面包、面条、馒头等精制粉做的食物都最好不吃。也不要喝一切含有酒精的饮料，因为1杯酒等于3杯糖水，更不要抽烟。你也要停止喝一切茶，包括绿茶、红茶、黑茶、白茶和加糖、加奶的咖啡。无糖无奶又黑又浓的咖啡，有暂时镇定神经的作用，降低手抖的发作次数，可以一天喝3~4杯（每杯240毫升），记着要喝黑又浓且无咖啡因的黑咖啡才有效。虽然这只是治标，但比药物的治标好得多，又没有副作用。

"对你最好的饮料是人参茶。买人参磨成粉加入枸杞来泡茶喝，千万不能加糖或加蜂蜜。高丽参、吉林参的属性比较燥热，而花旗参（西洋参）比较温和。你可以先买花旗参来泡茶喝，也可以降血压。等血压正常后，任何参都可以喝，因为所有人参都是适应原（adaptogen），即能自动调节人体整体状况所需，可以恢复免疫系统的平衡，促进许多病症的愈合，对帕金森病也特别有效。

"最后，你也要少用盐，因为太咸会伤肾和升血压。还有腰果、花生（或花生酱）都会升血压，也不要再吃。并且要尽量少吃煎、炸、炒、烤、烧法烹调的食物，因为吃这些食物也会导致上火，使血压上升。

"好了，不应该吃的都说了，现在来讲应该怎样吃才能慢慢地改善症状。要知道，西医对帕金森病用药的有效控制期是4~8年，过了期限药效就没有了，病人会慢慢恶化病情而死亡。所以，你也不要乞求生机饮食会很快改善你的病情。虽然在三四个月后会有很明显的改善，但这是需要长期作战的。不能偶尔放松一下，要长期不停地实践生机饮食，否则一停就会恶化，很难回头。切记！"

帕金森病患者不能吃咸和甜的食物，只能吃苦和酸的食物（但不是醋）。所以，一切甜的水果也要戒掉（除了枸杞子），只能吃青苹果、草莓、蓝莓、黑莓、黑加仑、油甘子、猕猴桃、阳桃、百香果、山竹、葡萄柚、酸橙、青柠檬、黄柠檬。

早餐及全天蔬果汁计划

每隔一天要喝清肾补肾的蔬果汁，配料表如下，即每周喝3天；剩下4天就喝清血毒的蔬果汁，配料表如下。

清肾补肾蔬果汁

分量：一天6杯	口感：酸甜

材料：

· 蔬菜

红番茄1个，胡萝卜1/2根、大甜菜根1/2个、西芹2根、粗芦笋7根、海带1/2杯

· 水果

硬的青猕猴桃2个、枸杞子150克、蓝莓1杯

· 香料

连皮老姜5～15片、姜黄粉1小匙、小茴香粉1小匙、欧芹切细压紧1杯（240毫升的杯）、香菜切细压紧1杯

· 种子

黑芝麻3大匙、火麻子3大匙

· 营养补充品

辅酶Q10（30mg）10粒、硫辛酸5粒、蜂花粉2小匙、银水醇[1]1大匙

· 好水

活性水1～2杯

做法：

❶ 所有食材洗净；红番茄、胡萝卜切块；甜菜根去皮，切块；西芹、芦笋切段；海带切细；猕猴桃去皮，切块，备用。

❷ 将所有材料（辅酶Q10打开胶囊取粉）放入2200 W蔬果机，倒入活性水至半满，一同搅打成汁，即可饮用。

---

[1] 见第 145 页"胶体银"注释。——编注

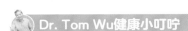

Dr. Tom Wu健康小叮咛

★ 每天要喝6~7杯，早餐2杯，中晚餐前1小时各1杯，剩下的在下午6点前喝完。

★ 喝前一定要加些青柠檬汁，用粗吸管慢慢喝，每口细嚼10下再吞下。

清血毒的蔬果汁

分量：一天6~7杯	口感：甜带酸

材料：

· 蔬菜

全红番茄2个、胡萝卜1/2根、中型甜菜根1个、西芹3根、芦笋5根、海带1/2杯（生的海带结或昆布）、紫甘蓝1大片（或菠菜7~8叶）

· 水果

猕猴桃2个、有籽麝香红葡萄（或任何有籽的葡萄）10~15粒、蓝莓1/2杯（或覆盆子1/2杯）

· 香料

香菜3~5小根、欧芹3小根、带皮老姜片5片、姜黄粉1小匙、小茴香粉1/2小匙、九层塔3叶、迷迭香少许、香茅少许（可免）

· 种子

亚麻籽2小匙、黑或白芝麻4小匙（如果有咳嗽、白血病、低血压，一定要加黑胡椒粒，从5粒开始，慢慢加到二十几粒）

· 营养补充品

卵磷脂2小匙、蜂花粉2小匙、绿藻20粒

· 好水

活性水2~2½杯

做法：

❶ 将所有需要清洗的材料洗干净；番茄、胡萝卜切块状；甜菜根、猕猴桃去皮，切块；西芹、芦笋切段；紫甘蓝切丝。

❷ 将所有蔬菜、水果、香料、绿藻和水一同用2200 W蔬果机高速搅打2分钟成汁；打开盖子，加入卵磷脂、蜂花粉，再用高速打30秒，即可饮用。

午晚餐饮食计划

午餐和晚餐，最好先吃1大盘全生沙拉：

★ 蔬菜：与蔬果汁的食材一样，也可加其他自己爱吃的蔬菜，分量随意。再加稍微发芽的青仁黑豆10克、蚕豆2大匙。

★ 沙拉酱汁：切细碎老姜连皮1大匙、切细碎香菜2大匙、切细碎欧芹2大匙、蒜末1小匙、姜黄粉1小匙、黑芝麻1大匙、火麻子[1]（Hemp seed）1大匙、中链椰子油6大匙、橄榄油1匙、黑芝麻油1匙。将全部酱汁材料放入小碗拌匀后，倒入蔬菜上混合食用。

午餐如果这样还吃不饱，可以再吃些煮半熟的蔬菜或蔬菜汤，或全生的坚果，如南瓜子、开心果、巴西栗、夏威夷果。每周最多2次，在午餐时补充动物蛋白：

★ 有机干净动物蛋白：清蒸深海鱼30克或鱼汤，或罐头沙丁鱼2条，或有机全熟水煮蛋1个。

晚餐如果蔬菜沙拉吃不饱，可以再吃小半碗五谷豆米饭或粥，或酸味水果：

★ 五谷豆米饭：五谷米、微发芽豆类和姜、蒜等香辛料煮成饭。

★ 水果：还可加入蓝莓、枸杞子、牛油果、猕猴桃，分量随意。

---

[1] 买有壳的最好，无壳的也可以。

调节甲状腺和肾上腺、改善帕金森病的坚果奶

材料（全生的食材）：

巴西栗20粒、开心果60克、南瓜子60克、葵花子60克、黑芝麻60克、海带30克、大蒜2小瓣、切碎欧芹1/2杯、切碎香菜1/2杯、甘草10片、活性水1½杯、银水醇1大匙

做法：

将所有的食材放入料理机，加入活性水和银水醇，搅打大约2.5分钟，即可。

 Dr. Tom Wu健康小叮咛

★ 这款坚果奶一天喝3次，早上1杯，下午1杯，晚上再1杯。

★ 帕金森病者及肾上腺衰竭者，刚开始每天喝，直至手不再抖之后，减为隔天喝作为保健。喝前一定要加些青柠檬汁，用粗大吸管慢慢喝，每口细嚼10下再吞下。

营养品补充计划

单单吃以上的食物无法完全改善他的病情，还要服用大量的目标营养品。

★ 辅酶素CoQ10可帮助充沛精力：含有CoQ10、鱼油和卵磷脂的营养品，建议买60毫克胶囊，每小时3粒，一天11～12次，达到2000毫克以上辅酶素。

★ 沙棘油可帮助心脏及记忆力：含ω-3、ω-6、ω-7、ω-9成分的营养品，建议每次5粒（每粒500毫克），一天3～4次。

★ 藜豆素可帮助肾上腺：含天然左旋多巴成分的营养品，建议早、中、晚各1粒；服用1～2个星期后，增至早、中、晚各2粒。这时注意病人

手抖的情况。如果手已经不再抖，就停在每次2粒的分量；如果还是抖的话，就再增为每次3粒，一天2～3次。

★ 硫辛酸可帮助清理全身细胞毒素：含有硫辛酸（Alpha lipoic acid）成分的营养品，建议每天早、中、晚各1次，每次2～3粒。

★ 维生素B$_{12}$可帮助神经系统功能：维生素B$_{12}$含片，建议一天3次，早、中、晚各含1粒于舌根，使其慢慢溶解。

按摩和运动计划

除了以上食谱，帕金森病人也可以用按摩和轻松运动走来加速改善病情：

★ 按摩足部反射区：将优质按摩油（含冬青油、薰衣草、尤加利油、薄荷脑及小分子鸸鹋油）涂在双足的大脚趾，用双手大拇指大力按揉，直到按摩油被完全吸收，一天3次；再将涂在足部的甲状腺和肾上腺反射区上（详见附录四），用双手大拇指大力地按摩1分钟，一天3次。按摩完之后，慢慢喝1大杯温的人参茶。

★ 阳光下快步走：每天快步走30～40分钟可以帮助血液循环，改善病情。在早上11点左右和下午2～3点在强阳光下运动最好。如果阳光太强，一定要戴草帽，以免中暑！

失眠个案参考（饮食/营养品/运动/生活计划）

失眠是一个很普遍的问题。在美国，每3人中就有1人患有失眠症。失眠症是晚上睡不好，而白天很疲倦，不能集中精神完成工作。

如果你有失眠症，去看医生，医生多半会开安眠药。也因此，安眠药才会这么普遍。但病人真的能解决问题吗？

失眠症有很多原因，有些人是因为患抑郁症，情绪起伏不定；有些人是工作压力过大，太过紧张；有些人根本就没有失眠症，只是自以为有此症状而已。比如，有的人每晚10点钟上床睡觉，只需睡4小时就够了；但因为半夜2点醒来，天还很黑，大家都还在熟睡，就认为自己患有失眠症。其实不然，每个人需要的睡眠时间不同。有些人需要8小时睡眠，有些人需要12小时才够，而有些人只需要4小时就够了，所以不能一概而论。

还有些人是因为用餐时间不对和吃错了食物所致。只要先找出原因，再用生机饮食来调理，很快就能解决失眠的问题。以下是一个典型的例子。

【女性，O型血】病人自述

我每晚都很难入眠，不管是洗热水澡、喝热牛奶、喝红酒，还是点薰衣草精油放松，甚至努力数羊，这些辅助睡眠法对我通通没用。就连医生开给我的肌肉松弛剂和安眠药，吃了也没效果，令我痛苦不堪。

长期的失眠让我精神很差，脸色苍白，还有很明显的黑眼圈。虽然我想找出失眠的原因，但总是失败；想借助安眠药入睡，又没什么帮助，还担心剂量越吃越多，导致药物上瘾，心里老是忐忑不安。

我经朋友介绍去找吴医师，他一边看我的左脚，一边问我："你的血型是什么？晚餐大概都吃些什么？"

我有气无力地说："我的血型是O型。晚餐时，我通常吃鸡肉或猪排，搭配面包或意大利面。晚餐后，我习惯喝1杯热咖啡，有时会喝1杯红茶，让自己放松一下；如果没事，我会看一会儿电视，顺便再喝杯热咖啡或红茶，偶尔也会嘴馋吃点烤花生或腰果，大致上就是这些。"

吴医师告诉我，我的失眠只是吃错食物导致的。只要我改变饮食内容、调整饮食时间，并补充褪黑激素的营养品，就可以改善失眠问题。

果然如他所说的，在依照他建议的饮食内容执行4个月之后，我就没有失眠的困扰了。

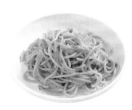

▲ 晚餐吃太多不易消化的食物，会增加身体的负担，影响睡眠的质量

停止错误饮食方式

这位女士来找我时，我问她："你真的愿意改变你的饮食内容、方式和生活习惯吗？"

她迫不及待地答道："只要可以睡觉，你叫我做什么，我都会做。不能睡觉的生活，真的是受尽折磨！"

实际上，这位女士只要将饮食内容、时间改变一下，很快就能解决问题，而无须靠药物来治标。长期服安眠药可能带来一些后遗症，如精神慌张、记忆力减退、无法专注、情绪暴躁等，所以我建议她立刻改正以下的饮食习惯。

★ 停止喝含咖啡因的刺激性饮品。咖啡、红茶等都不要再喝，尤其是晚上更不应该喝，因为它们都含有大量咖啡因。过多的咖啡因会刺激脑部中枢神经，引起兴奋，晚上当然会难以入眠。如果一时改不了饭后喝饮料的习惯，建议喝花旗参茶、菊花茶，不仅没有咖啡因，还有松弛神经的作用；更彻底的方式，则是喝杯温热开水或活性水，也有助眠效果。

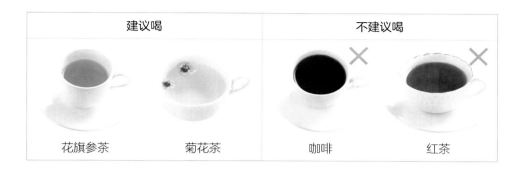

建议喝		不建议喝	
花旗参茶	菊花茶	咖啡	红茶

★ 将晚餐的鸡肉、猪排等高蛋白食物改至午餐。晚餐最好不要吃高蛋白质的食物，如鸡肉、牛肉或海鲜。因为蛋白质进入胃中，会分解成氨基酸，而大量氨基酸争先恐后地想穿过血脑屏障或血脑闸（Blood Brain Barrier），从而影响到睡眠质量。若真无法抗拒美食，可改在午餐享用。午餐先吃一些水果，任何水果都可以；之后吃1盘全生沙拉；最后再吃肉类。

★ 晚餐吃五谷豆米饭加蒸南瓜。五谷豆米饭（发芽豆）含有很高的色氨酸，以及丰富的B族维生素，而这些都是脑细胞需要的养分，能帮助睡眠。如果没有饱腹感，可以再吃些连皮带籽蒸熟的南瓜。南瓜消化得比较慢，具有饱腹的作用，不会半夜饿醒，同时又能平衡血糖、镇定神经，是很好的食物。

午餐建议进食顺序

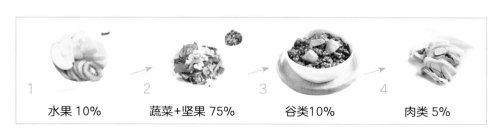

1	2	3	4
水果 10%	蔬菜+坚果 75%	谷类10%	肉类 5%

★ 晚餐一定要在6点左右吃完。太晚吃晚餐，会让肠胃消化不良。因为人体的生物钟到了晚上8点，开始慢慢减少胃的分泌胃酸；没有胃酸就不能分解食物，留在胃的食物会发酵变酸，刺激胃壁发炎，可能半夜引发胃痛，反而睡不好觉。

蔬果汁助眠计划

失眠的原因很多，除了吃错食物、吃错时间、喝过量的刺激性饮品外，还可能因为压力过大，而难以入睡。因此，如果能天天喝4~6杯蔬果汁，不仅能减少得癌症的机会，也能一觉睡到天亮。

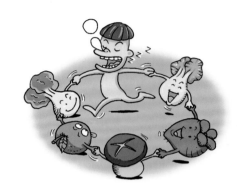

▲蔬果汁有助于入眠

有助睡眠蔬果汁

分量：一天6~7杯	口感：甜微辣

材料：

·蔬菜

红番茄1个、胡萝卜1根、小型甜菜根1个、甜菜叶1片、玉米1/2根、红薯1/2个

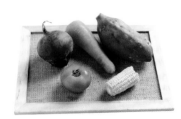

·水果

猕猴桃2个、新鲜蓝莓1/2杯（或枸杞子1/2杯）

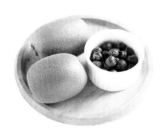

· 香料

香菜3根、小茴香1/2小匙、带皮老姜5片、朝天椒1粒

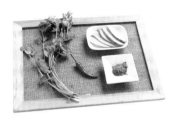

· 种子

亚麻籽1小匙、白芝麻1小匙

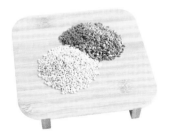

· 好水

活性水2杯

· 营养补充品

卵磷脂2小匙

做法:

❶ 所有食材洗净；番茄、胡萝卜切块；甜菜根、猕猴桃去皮，切小块；甜菜叶切细碎；玉米切粒去心；红薯切块，备用。

❷ 把活性水倒入蔬果机内，放入所有蔬菜、水果、香料及种子，一同打2分钟成汁；再打开盖，加入卵磷脂，续打30秒，即可。

Dr. Tom Wu健康小叮咛

★ 建议早餐喝2~3杯蔬果汁，午餐和晚餐前各喝1~2杯蔬果汁。

按摩助眠计划

除了喝蔬果汁之外，还可以每天勤加按摩脚底反射区，来改善失眠的状况。

按摩改善失眠

按摩步骤：

1. 找到足部头颈反射区，即大脚趾（与头晕按摩位置相同）。

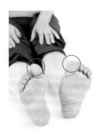

2. 在反射区均匀地涂上优质按摩油。

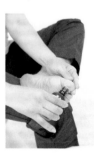

3. 双手大拇指用力按摩整个反射区30~40秒，会痛的地方多按几下；两足都要按，一天2~3次。

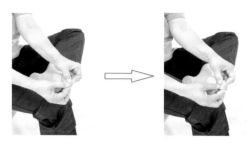

4. 按完足部后，按摩耳后凹陷处的翳风穴和安眠穴。用中指涂上按摩油，大力地上下按摩9下以上，两侧都要按。

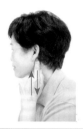

营养品补充计划

因为这位女士已在服用安眠药，如果一下子停止服药，会出现反弹，更不能安眠，所以我建议她用天然的褪黑激素来代替安眠药。

★ 帮助修复脑细胞、调节神经过度兴奋的褪黑激素营养品：不过需要注意，这只是暂时补充松果体分泌褪黑激素的不足。天天补充则会造成松果体的依赖性，懒于做分泌的工作，带来药瘾。最好每晚睡前30分钟服5粒褪黑激素，每周连续服5天停2天；如果停止服用也能入眠，就停止服用。一定要听从专业医师指导，小心服用。

此外，在会诊过程中，这位女士曾透露，她很嫉妒她的朋友，每天晚上都能像懒猪般呼呼大睡。我告诉她，嫉妒会令人睡不好，所以千万不要有嫉妒之心。

4个月后，这位女士打了个电话给我，高兴地说："吴医师，您的食疗真是太厉害了！我现在完全没有严重失眠的困扰，一上床就睡熟了。我会继续按照您建议的方式来吃东西的，真是谢谢您！"我也很替她感到高兴，我告诉她："谢谢你愿意继续照此方式吃东西，不过，现在你可以停掉服用褪黑激素了。"

 Dr. Tom Wu健康小叮咛

★ 褪黑激素，简称"褪黑素"，英文是"melatonin"。褪黑素是天黑后或闭起眼睛看不到光线时，大脑的松果体所产生的激素。它能帮助细胞抗氧化损伤，对于生物昼夜节律、心血管系统、中枢神经系统、体液系统等有多功能调节作用。

循环系统

高血压个案参考（饮食/营养品/运动/生活计划）

一般人在休息时的血压是120/80毫米汞柱左右，但当紧张和运动的时候，血压就会上升，这是正常的自然反应。如果在休息时，血压超过140/90毫米汞柱，正统医学称为"高血压"。如果不量血压的话，一般人不会知道自己有高血压，所以高血压也被称为"无声杀手"。一旦出现高血压，医生就会开降血压药，还嘱咐病人要定时服药，以免心脏病发作。也因为这样，在美国有两千多万人正在服用降血压药；在中国，高血压患者更达到惊人的2.45亿。

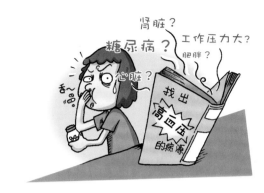

▲控制高血压必须找出问题所在，并改正错误的饮食和生活习惯

其实，身体并不是因为缺乏降压药而血压升高，而是因为缺乏某些食物的营养，或某些器官受伤了。医生应该去追根究底地关心病人的生活作息是否不正常、缺乏什么营养等，帮助病人从根本改善，再衡量是否要开药来降血压。要知道，降压药有许多后遗症，包括阳痿，伤害肝脏、肾脏和肾上腺，最终还可能要洗肾。

所以，当我们发现有高血压，首先要找出问题的所在：是肾脏有问题？糖尿病？胆固醇过高？肥胖？工作压力大？血管阻塞？还是心脏有毛病？这些因素都会引起高血压。若不先解决根本问题，单纯服药而不改正错误的饮食和生活习惯，仍然无法改善高血压！

【40岁男性，A型血】病人自述

我在35岁那年做例行体检时，医生发现我有高血压，叮嘱我要按时服用降血压药。至今整整5年了，我每天都规律地吃药，血压也控制得很好；但只要外出旅行忘记吃药，血压便又会升回来。如果继续吃药，血压就没问题。

我最大的愿望就是不再被药物掌控，能自在健康地过日子。我一位朋友原来也有高血压，但用了吴医师的生机饮食法，血压恢复了正常，3年来一直都很健康、快乐。

于是我去找吴医师，遵照他的指导改变了我的饮食和生活。到了第三个月，血压就开始下降了！吴医师要我至少维持6个月，我一定会照办的！现在我深信只要实施生机饮食法，改变不良的生活习惯，高血压就不会回来找我。真感谢吴医师救了我们这些因生病而失去人生乐趣的人，帮助我们找回健康和幸福。

停止吃有害毒素

这位男士的血型是A型。他要想让自己的五脏六腑正常工作，改善高血压，就得先暂时停止吃以下食物。

★ 牛奶制品：牛奶、奶油、奶酪、冰激凌、布丁、酸奶、比萨、巧克力等，都应该尽量避免。A型血的人不宜吃这类食品，吃了可能会阻塞血管、引发高血压。

★ 肉类：除了野生的深海鱼类，如鲑鱼、沙丁鱼、金枪鱼之外，鸡、猪、牛、羊、鸭等肉类都不要吃。鱼类也不是天天吃或是三餐吃，而是每隔3天吃1次，每次大约吃30克，因为A型血不宜多吃动物蛋白质。

★ 煎、炒、炸、烧、烤的食物：尤其是薯条、薯片、炸鸡、烤乳猪，以及现代人早餐常吃的炒蛋、煎蛋等。这些含高油脂、高热量的食物，都容易造成血压升高。

★ 粉类制品：面包、面条、包子、馒头、饺子、油条、葱油饼、烧饼、糕点、饼干等。这些食物都含有很多反式脂肪酸，容易阻塞人体的血管而让血压上升；当然，如果每星期吃少量的1~2次是没问题的。

★ 花生制品（花生、花生酱、花生糖）和腰果：花生和腰果是高热量坚果，常吃会让血压急速升高，而且不容易降下来。

建议停止吃

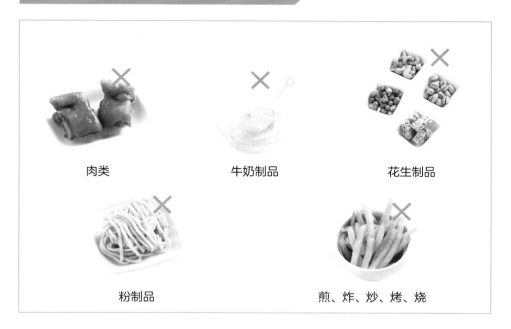

肉类　　　　　　　　　牛奶制品　　　　　　　　花生制品

粉制品　　　　　　　　　　煎、炸、炒、烤、烧

早餐及全天蔬果汁计划

断绝了不好的饮食习惯，停止将污染血液的食物送进体内后，接下来要净化血液。将血液里的毒素清除掉，帮助血压维持稳定的状态。喝蔬果汁是最好的选择，我提供的建议是：

平衡血压蔬果汁

分量：一天6～7杯	口感：酸甜
材料：	

　　·蔬菜

　　全红番茄2个、胡萝卜1根、中型甜菜根1个、西芹3根、芦笋5根、海带1/2杯

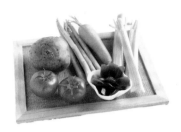

· 水果

猕猴桃2个、有籽麝香红葡萄10～15粒，和任何喜欢的水果（增加蔬果汁的风味）

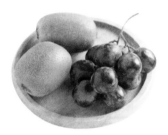

· 香料

香菜3小根、欧芹3小根、丁香粉或小茴香粉1小匙（可任选一种，轮流更换）

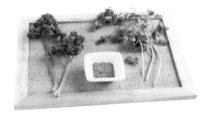

· 种子

亚麻籽2小匙、黑芝麻3小匙

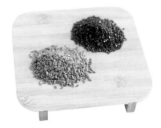

· 好水

活性水2杯

做法:

❶ 所有材料清洗干净;甜菜根、猕猴桃削去外皮,切块;番茄、胡萝卜切块;西芹、芦笋、香菜、欧芹切段,备用。

❷ 把活性水倒入2200 W以上的蔬果机,放入所有蔬菜、水果和香料,一同搅打2分钟成汁,即可饮用。

午晚餐饮食计划

★ 蔬菜为主:所有蔬菜以生吃为先,其次为清蒸、水煮或煮成汤。吃熟的蔬菜时,可加些蒜蓉、姜末、香菜,并淋上石榴油或冷压初榨橄榄油和有机苹果醋调味。记住!每一口蔬菜要细嚼30～40下再吞下,这样才容易消化食物和吸收营养。

★ 五谷饭和少量鱼、蛋:如果想吃鱼,只能吃清蒸鱼或喝鱼汤,并且都加老姜丝、大蒜片和切细的香菜;不想吃鱼的话,可以用1颗全熟的有机水煮蛋代替,蛋白、蛋黄都要吃。如果想吃米饭,要选择糙米加荞麦或燕麦。煮饭时,加入6～7小瓣大蒜、姜丝、香菜和小茴香;这些材料也可熬成粥食用。血压升高时可用玉米须煮水喝,亦有助于降血压。

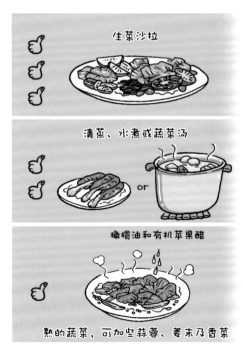

▲建议午晚餐进食的顺序

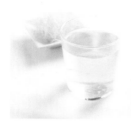

新鲜玉米须

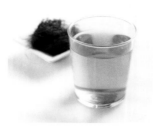

干燥玉米须

▲购买新鲜或干燥的玉米须时，须注意有无农药残留

全生蔬果沙拉

材料（分量随意，除非有特别注明）：

· 蔬菜

全红番茄、胡萝卜、甜菜根、西芹、芦笋、带皮大黄瓜、黄豆芽或绿豆芽、海带

· 沙拉酱汁

香菜末、欧芹、带皮老姜泥、大蒜、九层塔末、迷迭香、丁香粉（或葫芦巴粉）、冷压初榨橄榄油或石榴油、有机苹果醋、青柠檬汁

做法：

❶ 全部的材料清洗干净；番茄切片；胡萝卜、甜菜根去皮，刨成丝；西芹、芦笋、海带切段；带皮大黄瓜切小块；与黄豆芽一起，放入容器中。

❷ 将酱汁材料放入小碗中，调成酱汁，淋在处理好的蔬菜上，即可食用。

 Dr. Tom Wu健康小叮咛

★ 除了食谱里的材料，还可加入适量的生坚果、猕猴桃、有籽麝香红葡萄，让沙拉的风味更佳。吃完1大盘生菜沙拉后，就可以吃任何自己喜欢的食物，花生和花生制品除外。

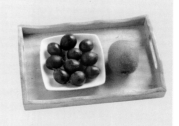

运动和按摩计划

吃对、喝对食物，让五脏六腑能正常运作，但情绪紧张、工作压力和便秘，也会让血压上升。最好的方法是做放松的运动和大笑，让喜悦的心灵来降压。

★ 每天要深呼吸，让废气由肺部排出。尤其是情绪太紧张、想发脾气的时候，要立刻慢慢地深吸气入肺部，再慢慢地吐出来，连做4~5次。

★ 每天在强阳光下快步走20~30分钟。快步走是最安全、经济的运动，而阳光可以帮助强化免疫力及修复身体损坏的细胞。一边快走，一边冥想："我的血压已经恢复正常……"也可在早上和傍晚时，在温和的阳光下轻松散步半小时。

★ 每天按摩脚底反射区。我也建议这位先生不要忘记每天按摩脚底，亦有助血压的平稳。

按摩涌泉穴和尿道位于脚底的反射区

按摩步骤：
1. 找到脚底的涌泉穴和尿道反射区（见附录四），在反射区均匀地涂上按摩油。
2. 两手大拇指一起用力按压反射区30~40秒，一天2~3次。
3. 在大脚趾外侧涂上按摩油，以手指关节用力上下按摩30秒~1分钟，一天2~3次。
4. 如果无颈动脉疾病，可以轻轻按摩颈动脉窦。颈动脉窦是颈动脉的中间部位，是管理血压的地方。以转圈方式轻揉9下，两侧都要，一天2~3次。

 Dr. Tom Wu健康小叮咛

★ 涌泉穴是肾脏和肾上腺的反射区，有肾脏、尿道炎疾病者，可以按摩此处以及尿道和膀胱的反射区。

营养品补充计划

同时我也告诉这位先生，除了上述主要的蔬果汁和午、晚餐食谱，还可以补充一些营养品。

★ 帮助支持心脏功能，含有辅酶素CoQ10的营养品。

★ 帮助净化血管的营养品。

★ 帮助软化血管、修复整体的细胞膜的含亚麻籽油酸成分的营养品。

★ 帮助增加胃酸，促进消化和吸收营养的营养品。

★ 帮助消化食物，含有各种消化酶成分的营养品。

★ 帮助排便的纤维粉和芝麻粉。为达到一天3～4次排便效果，可将2大匙纤维粉和3大匙芝麻粉（黑白皆可）放入1杯360毫升的活性水或豆浆中，轻轻摇匀后喝下。可视个人需求，一天喝2～3次。

最后我告诉这位男士，只要敞开心胸，愿意相信身体的自愈力，好好照着食谱执行，身体就会越来越健康。血压降下后，就可以对食谱的要求放松一点，从每天6杯蔬果汁改为4杯——早上2杯当早餐，午餐和晚餐前1小时各喝1杯。偶尔吃一点犯规的食物也无所谓了，最重要的是，一直保持天天都有3～4次排便。

经过6个月，他打电话来向我报喜，并谢谢我为他诊疗。我说："应该是我谢谢你，因为你肯对你的身体健康负起责任，才会这么快就恢复正常的血压。你一定要继续坚持健康的饮食，才能保持健康。"

心脏病个案参考（饮食/营养品/运动/生活计划）

在美国，每年有将近100万人死于心脏病；在我国，每年也有50万～55万人死于心血管疾病。心脏病已成为全球第一大死因。正统医学将心脏病归因于高血压、高胆固醇、高甘油三酯、糖尿病和血管硬化。并认为，有这些症状的病人只能服药控制，别无他法。自然医学依然从饮食和生活调息方面来改善，效果比较显著。

病因分类

高血压

常有高血压病人对我说："我有高血压，服药时就正常，不服药就上升。这样服了几年的药都没有好……"其实大多数病人不是因为缺乏药物血压才升高，而是吃了过多不应该吃的食物，缺少应该吃的营养。也就是说，要改善高血压，就要先停止一切会升高血压的食物，包括：

★ 用油、火高温煎、炸、炒、烤、烧制的食物：会导致火气上升，火气上升则带动血压上升。

★ 高脂肪的猪肉、牛肉及牛乳制品：会阻塞血管，令血压上升。

★ 重盐、酱油、花生、腰果：也会升高血压。

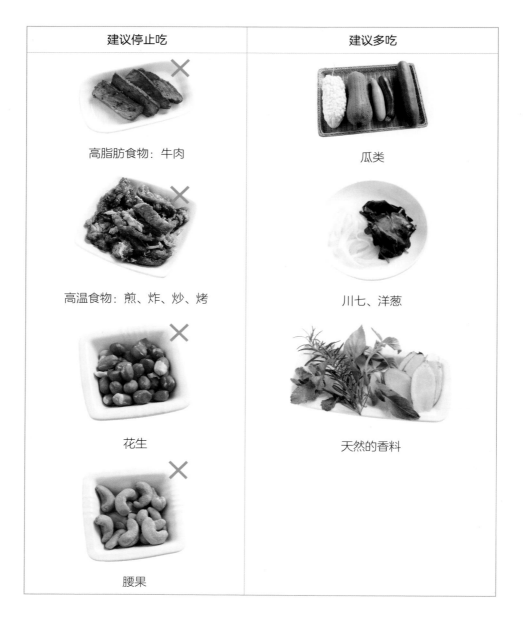

建议停止吃	建议多吃
高脂肪食物：牛肉	瓜类
高温食物：煎、炸、炒、烤	川七、洋葱
花生	天然的香料
腰果	

将以上令血压升高的食物戒掉后，改吃有益于降血压的食物，包括：

★ 豆芽类和瓜类，如丝瓜、冬瓜、毛瓜、黄瓜、西葫芦（栉瓜）、苦瓜。

★ 凉拌或水煮的西芹、川七叶、大蒜、大蒜、洋葱。

★ 天然的香料，如九层塔、迷迭香、薄荷叶、玉桂叶、生姜等。

还要多做有益于降血压的事，例如：

★ 每天在强阳光下快步走20～30分钟，或在日出后或日落前散步30分钟。

★ 不要常发脾气，要天天大笑来疏解紧张的情绪。

★ 心怀善念，多做善事。

★ 每天喝4～6杯清血毒的全营养蔬果汁。

上述这些都是天然无副作用的降血压方法。

记得几年前，有一位四十多岁的女士对我讲述了她家人的不幸经历：她84岁的奶奶，从来没有体检过，也一向很健康，一切的烹调家务都是她一人包办。有一个星期天，医院来了一队医护人员免费替社区老人量血压、血糖和胆固醇。检查之后，告知奶奶有高血压95/145毫米汞柱和高胆固醇6.7毫摩尔/升。其实这对于八十几岁的人算是正常的。但奶奶去看了医生并服药后，常常头痛及发脾气，还会呆傻地坐着，不再做任何家务；医生又给她开了头痛药和抗抑郁药，可惜还是没有明显改善。后来有一次，她头晕、跌倒，摔断了臀骨，必须做义臀手术，没过多久就去世了。

高胆固醇

有高胆固醇的人，只要戒掉高脂肪的肉类及煎、炸、炒、烤、烧法烹调的食物，多吃高纤维的蔬果，多吃好油（如橄榄油、石榴油、中链椰子油），就能降低胆固醇。其他有助于降胆固醇的饮食和生活方式，还包括：

★ 每天喝4～6杯清血毒的全营养蔬果汁。

★ 每天吃8～9小匙卵磷脂，每次加3小匙在汤、饭、蔬菜沙拉或蔬果汁中。

★ 每天吃些生坚果、牛油果。

★ 保持每天有4次大便，让大肠粪便内的脂肪不会流回肝脏。

★ 更彻底的方法是做4天的清胆石（方法参阅168页），让胆囊疏通，可以将坏胆固醇转化成有用的胆汁。

★ 每天在强阳光下进行20～30分钟快步走，轻松适量的运动。

★ 补充含天然降胆固醇成分的红曲米胶囊。

★ 补充含天然辅酶素和亚麻籽油酸的营养品，维护心脏的正常功能。

高胆固醇建议吃

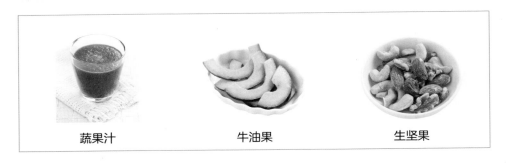

| 蔬果汁 | 牛油果 | 生坚果 |

高甘油三酯

有高甘油三酯的人，应尽量少吃粉制品，少吃煎、炸、炒类的食物及太甜的水果。天天在强阳光下快步走20～30分钟，一天2次，就能保持甘油三酯正常。

高甘油三酯建议少吃

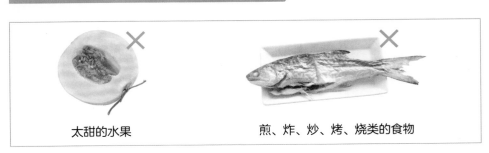

太甜的水果　　　　　　煎、炸、炒、烤、烧类的食物

糖尿病

糖尿病患者需要戒口，不要太贪吃或吃过饱，尽量少吃面条、面包、馒头、

糕饼或甜品，以及煎、炸、炒、烤类食物，如油条、葱油饼。应多吃苦瓜、君荙菜、南瓜，三餐可加入小茴香粉、肉桂粉、桂皮粉、葫芦巴粉，就能使血糖保持正常。若要让情况更好，也是喝清血毒的全营养蔬果汁，一天4～6杯。

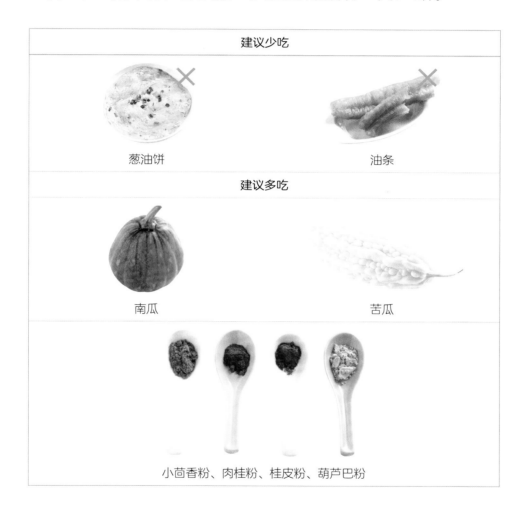

建议少吃
葱油饼　　　　　　　　　　　　　油条
建议多吃
南瓜　　　　　　　　　　　　　　苦瓜
小茴香粉、肉桂粉、桂皮粉、葫芦巴粉

血管硬化

　　至于血管硬化的人也一样，须先戒掉一切煎、炸、炒、烤、烧法制作的食物，一切动物性蛋白质（包括肉类、肉汤、蛋类和牛乳制品），多吃蔬菜和酸味水果。建议每天吃椰子肉、牛油果、生核桃、高ω-3含量的亚麻籽油胶囊和辅酶素营养品，并且在强阳光下快步走20~30分钟，就能有益健康。

只有彻底改变错误的饮食和生活习惯，才能让身体长葆健康。以下案例证明，心脏病患者只要做到这些，一定有转危为安的机会！

血管硬化建议吃

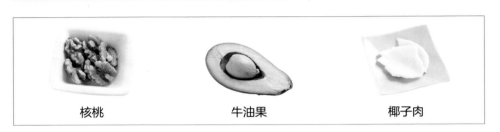

核桃　　　　　　牛油果　　　　　　椰子肉

【男性，A型血】病人自述

我在市区开了一间武术馆，教授少林拳和太极拳。我自认为很注重健康，每天会吃1块牛排，喝1杯新鲜牛奶或酸奶。虽然我也喜欢把奶油涂在面包上吃，但不会忘记吃蔬菜和水果，同时每天一定会喝1小杯红酒和8杯纯净的矿泉水，而且我不碰煎和炸的食物以及冰激凌。

我每天教授学生武术，运动量绝对够，又吃这么多有营养的食物，按理来说身体应该很健康。但不幸的是，我经历了两次心脏开刀，还要天天按时服用心脏药和降胆固醇药。

我对此感到很疑惑，一次在欧洲比利时的演讲场合中，有幸遇到了吴医师。我向他提出我的疑问，他在看了我的左脚之后，表示我之所以会生病，都是因为吃了不符合我血型的食物。

接着他很详细地为我说明我该吃什么、不该吃什么。我听从吴医师的食谱建议来吃，持续了大约3个月，左胸的疼痛竟然消失了，总胆固醇数值现在维持在195毫克/分升[1]。而且就如吴医师所说的，我的家庭医生真的叫我不用再吃任何药物了。

我现在只教授太极拳，不再打少林拳，不但身体变得更健康，而且更有力气，学生也越来越多。我要继续按照吴医师建议的食谱来吃，还要叫我的学生跟着我喝蔬果汁，让他们和我一样健康。

停止吃有害毒素，避免剧烈运动

人之所以会患各种疾病，与食物有很大的关系。像这位讲法语的比利时先生，之所以会得心脏病，与他的A型血及日常饮食大有关系。如果他的血型是O型，则之前吃的食物和做的运动会让他很健康。我告诉他："人之所以生病，就是身体需要的东西，你没有供应或供应不够；身体不需要的东西，你却天天供应给它，就这么简单！"

我给了他一些建议，要他暂时停止以下饮食和生活方式：

★ 停止吃牛奶制品。他不适合吃牛奶制品，因为A型血的人没有足够胃酸来分解、消化这类食物。无法将所有蛋白质分解成极小分子进入血管，就会阻塞血管，让心脏没有足够的血液供应它的正常运作。

★ 停止吃肉类。A型血的人不能天天吃肉类，肉类和牛奶制品一样是动物蛋白质。他没有足够的胃酸来分解消化肉类，而且天天吃肉会使血液过酸、使血管的细胞发炎而阻塞血管，引起心脏病。

★ 停止饮用含酒精的饮品。1杯红酒等于3杯糖水，会使血液太浓太稠，也会让血液缺氧，影响心脏的正常功能。

★ 不要做剧烈的运动。A型血的人骨骼比较细小，太剧烈的运动，如少

---

[1] 美国总胆固醇正常值为 200 毫克 / 分升以下，相当于 5.2 毫摩尔 / 升以下。

林武术，会容易伤到筋骨、肌肉。筋骨、肌肉受伤会发炎、阻塞血管，给心脏带来压力。

他听过我的建议后，还是不太能接受，所以我严肃地告诉他："我知道你很重视你的身体，而且教导武术理应为你带来健康才对；但如果教武术还是生病的话，那以武术来强身健体有什么用呢？我希望你能听从我的劝告，好好花上3～4个月的时间，彻底改变你的三餐，奇迹便会出现！"

饮酒的危害

有很多朋友和病人对我说："我每天都喝1小杯红酒，因为很多报纸杂志说它可以帮助血液循环，对心脏有益处。"

我不否认，在娶嫁喜事、逢年过节的时候，少量喝些有酒精的饮品来助兴是件好事。但长期或天天都喝1杯红酒或1罐啤酒，就对身体不好，因为1杯红酒等于3杯糖水，怎么说呢？我解释如下：

❶ 酒精的分子式是C_2H_5OH，葡萄糖（或果糖）的分子式是$C_6H_{12}O_6$。C的原子量是12，H的原子量是1，O的原子量是16，通过将分子内所有原子量相加可得：

  ★酒精C_2H_5OH的相对分子质量：$12 \times 2+1 \times 5+16+1=46$
  ★葡萄糖$C_6H_{12}O_6$的相对分子质量：$12 \times 6+1 \times 12+16 \times 6=180$

也就是说，酒精的相对分子质量约为葡萄糖（单糖）的1/4，所以酒精分子被吸收入血液的速度是糖分子的4倍。饮用酒精后，虽然抑制肝脏糖原分解，使血糖暂时下降；但随着酒精代谢后，能量转化为葡萄糖，会进一步升高血糖水平。所以，饮酒会造成血糖的大波动，对于糖尿病或有其他代谢疾病的人非常危险。有的酒中还含有糖分，会令人血糖升高更明显：葡萄酒按甜度分为4级，干型含糖量0.5%以下，半干型0.5～1.2%，半甜型1.2%～5%，甜型5%以上。总的来说，红酒对血糖的影响效果是糖水的3倍以上。

❷ 长期大量饮酒会损害胰脏，造成胰岛素抵抗，胰岛功能损伤，从而诱发肝脏疾病，如糖尿病、脂肪肝。这一点不仅是红酒，白酒、啤酒，任何类型的酒都一样。

❸ 酒和糖都是酸性物质，会侵蚀血管的细胞膜，使细胞发炎、肿大，让血液无法顺畅地流通到心脏，导致心脏缺血。糖分过高会使血液浓稠，引发甘油三酯升高，带来心脏病、中风的危险；当血液长期含高糖分，会唤醒睡眠中的癌细胞，引发癌症，尤其是肠癌和膀胱癌。

❹ 酒会抢走血液里红细胞的氧分，造成脑细胞和心脏细胞的缺氧，引发中风、心脏衰竭、失智症等；当血液中的酒精浓度过高，蓄积在肝脏和大脑中，还会引发酒精中毒及一系列并发症，甚至有致死的风险。

早餐及全天蔬果汁计划

当然，改变了错误的饮食习惯还不够，若想尽快把体内的毒素清除干净，让心脏恢复活力，就必须喝蔬果汁。适合他的蔬果汁内容及做法如下：

心脑血管保健蔬果汁

分量：一天6~7杯	口感：酸甜

材料：

· 蔬菜

全红番茄2个、胡萝卜1根、中型甜菜根1个、西芹2根

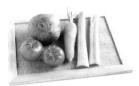

· 水果

牛油果1个、猕猴桃2个、有籽麝香红葡萄10~15粒、红石榴1个

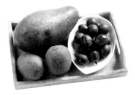

·香料

大蒜1小瓣、香菜4小根、欧芹4小根、朝天椒1粒

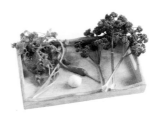

·种子

亚麻籽2小匙、芝麻（黑或白皆可）1大匙

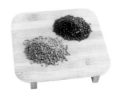

·好水

活性水2杯

·营养补充品

卵磷脂3小匙、蜂花粉2小匙、海盐1/2小匙、绿藻20粒、辅酶素CoQ10 3粒

做法：

❶ 所有食材洗净；番茄、胡萝卜切块；甜菜根去皮，切块；西芹切段；牛油果、猕猴桃去皮，切块；石榴取籽连白色薄膜，备用。

❷ 活性水倒入2200 W以上的蔬果机内，放入所有蔬菜、水果、香料、种子、绿藻、和辅酶素，一同搅打2分钟成汁；再打开盖，加入卵磷脂、蜂花粉、海盐，续打约30秒，即可饮用。

午晚餐饮食计划

我也提供了适合他的午餐和晚餐蔬菜沙拉食谱。同时建议他，午餐可吃罐头沙丁鱼2条或鲑鱼30克，或者全熟的水煮蛋，蛋白、蛋黄都要吃；要减少吃炒蛋或煎荷包蛋。

建议吃	减少吃	
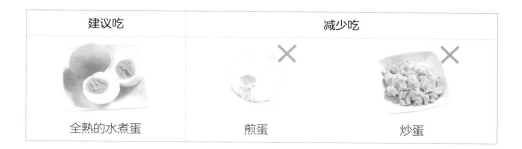 全熟的水煮蛋	煎蛋	炒蛋

但请记住！午餐只选一种动物性蛋白质食用，如果吃了沙丁鱼，就不能再吃鲑鱼或水煮蛋，而且每个星期只能吃2次动物性蛋白质。每天吃半杯发芽的豆类，任何种类都可以，以补充蛋白质的需求。

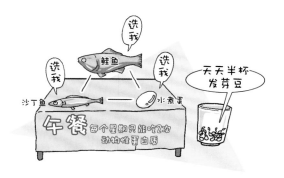

清血管全生沙拉

材料（分量随意，除非有特别注明）：

· 蔬菜

全红番茄、胡萝卜、甜菜根、西芹、发芽的红豆1/2杯，以及任何自己喜欢的蔬菜

· 沙拉酱汁

大蒜末、带皮老姜泥、九层塔切碎、香菜切碎、欧芹切碎、冷压初榨橄榄油（或椰子油或石榴油）、有机苹果醋、青柠檬汁、切碎的朝天椒

做法：

❶ 全部的材料清洗干净；番茄切片；胡萝卜、甜菜根去皮，刨成丝；西芹切块状，放入容器中。

❷ 将全部酱汁材料放入小碗中，混合成酱汁，淋在处理好的蔬菜上，即可食用。

/141

Dr. Tom Wu健康小叮咛

❶ 除了食谱里的材料，还可加入适量的猕猴桃、有籽麝香红葡萄，让沙拉的风味更佳。

❷ 所有蔬菜请以生吃为优先，其次为清蒸、水煮或煮成一锅蔬菜汤。

❸ 吃熟的蔬菜，可加些蒜蓉、姜末及香菜，并且淋上冷压初榨橄榄油或石榴油和有机苹果醋调味。

❹ 记住！每一口蔬菜都要细嚼30～40下再吞下去，这样才容易消化，有利于身体吸收营养。

每天可变换搭配

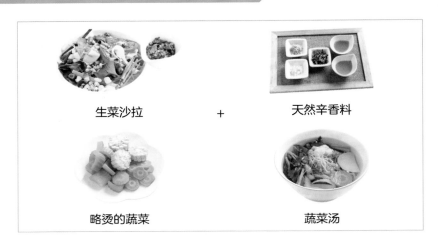

生菜沙拉　　　+　　　天然辛香料

略烫的蔬菜　　　　　　蔬菜汤

营养品补充计划

为了加快改善健康，我也建议他补充一些营养品。当然，心脏的问题改善之后，可以不用再服用或降低剂量。目标营养品如下：

★ 帮助支持心脏功能，含辅酶素的营养品。

★ 帮助保养血管、让血管维持良好弹性的含亚麻籽油酸的营养品，任何
  时间服用都可以，或者和辅酶素CoQ10一起服用。

★ 帮助增加胃酸，协助分解食物及吸收营养的胃酸素。

★ 帮助消化食物、吸收营养，含消化酶素的营养品。

运动过多，反而不健康

　　这个比利时病人，天天教少林拳，为何还会有两次心脏开刀？原来他武术授课的时间安排得太紧凑，太忙碌，运动前后都没时间做暖身和缓冲（收功），这犯了练功的大忌。因为心脏和肌肉回流的血液配合不上，引起血流不顺畅，也就是血瘀，造成心脏压力和肌肉僵硬，又引起肾上腺产生过多的紧张激素，加速心脉的过度跳动。此时，若再加上没有吃对他血型的食谱，心脏病发作便是难免的了。

　　所以，有心脏病、高血压和糖尿病的人，尽量不要做快速跑步、打球等紧张而急速的剧烈运动，而是适合慢的太极拳、轻松的快步走等活动。

　　快步走的最好方法：先快步走3分钟，接着加快急速走30秒；再快步走3分钟，再急速走30秒。如此来回在强阳光下走20～30分钟，不但可加速血液循环，心脏及肌肉也有时间做收缩和放松的工作，引发肾上腺产生疏解紧张的激素，带来身心整体的和谐，并促进免疫系统和自愈系统的功能。

　　肺癌患者最好做"357快步走运动"，即在快步走时，用3秒深吸气入肺，闭气5秒，之后用7秒慢慢地吐出废气。配和这种呼吸法，在强阳光下走20分钟，一天2次，最好在上午11点和下午2点左右。

　　其他癌症的患者，最好在做快步走运动时，走5分钟加强免疫系统，坐5分钟强化自愈系统。这样在强阳光下走20分钟（不算坐的时间），一天2次

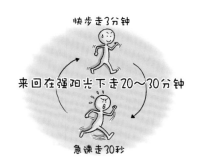

快步走3分钟

来回在强阳光下走20～30分钟

急速走30秒

心脏病突发怎么办?

❶ 心脏病突发时，立刻打电话叫救护车，千万不能怠慢。
❷ 在路上驾驶时，若突然感觉胸部剧痛及左臂酸麻，这是心脏发作的先兆，应立刻用力咳嗽三四下，可加速血液循环，纾解胸痛及手麻。

消化系统

口臭和便秘个案参考（饮食/营养品/运动/生活计划）

口臭困扰着许多人。如果为口臭去看医生，医生通常会开漱口药水；有些人则天天嚼口香糖、喷芳香剂，希望能解决问题。然而，这些方法只是短暂地掩饰口臭，若不找出口臭的根本原因，并加以改善，当然无法彻底远离它。

病因分类

造成口臭的原因很多，包括蛀牙、牙周炎、消化不良、胃溃疡、熬夜、便秘等，必须针对原因来采取正确的改善方法。

因蛀牙引起

★ 须戒掉一切甜品，包括糖果、蜜饯、巧克力、糕饼和甜的汽水。
★ 每次吃完甜品或其他食物后，立即刷牙，并用含双氧水（H_2O_2）的漱口水来漱口。

★ 找一位专业牙医检查，看看蛀牙是保留还是拔除，彻底解决蛀牙的
问题。

戒掉全部含糖的食物

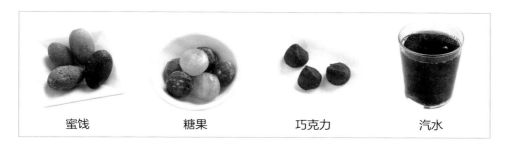

| 蜜饯 | 糖果 | 巧克力 | 汽水 |

因牙周炎引起

★ 自然疗法认为，牙周炎是血管发炎及心脏病的先兆。所以建议补充含
必需油酸成分的营养品来强化血管韧性，预防血管继续发炎恶化；并
服用含有辅酶素成分的营养品来强化心脏功能。

★ 每次刷牙后，用含双氧水的漱
口水来漱口，再含一小匙胶体
银[1]水（Silver Hydrosol）于口
中，含至有牙周炎的牙齿处漱
动30秒～1分钟，然后吞下。
胶体银水是天然的抗生素，可
以装入有喷头的瓶子，喷入发
炎的眼睛、耳朵、皮肤等来

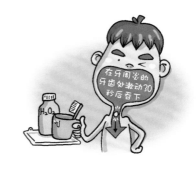

▲ 胶体银是天然的抗生素

---

[1] 又称银水醇、水溶胶银水，一种含银化合物和蛋白质的杀菌剂。不可长期使用，否则
可能银中毒。 ——编注

消炎。

★ 找一位专业牙医来处理动摇的牙齿。

因消化不良引起

★ 参照《不一样的自然养生法》第9-35页，吃符合你血型及生物钟的食谱。之所以出现消化不良，很多是因为吃不对血型的食谱或吃的时间不对。

★ 补充含有多种消化酶素成分的营养品来促进消化。

★ 有时是因为胆囊阻塞，缺乏胆汁来帮助消化脂肪、分解油类，而产生消化不良。此时可采用4天排胆石法（参阅168页）来疏通胆管，以改善消化不良的情形。

★ 有时是因为肝功能不好导致的消化不良，此时需补充促进肝脏排毒的营养品。

因胃溃疡引起

★ 每天慢慢地喝4～6杯微温活性水。

★ 早晨起床梳洗后，空腹将1小匙胶体银水含在口中，漱口约30秒后吞下，来杀死口腔中的细菌和胃下方十二指肠的幽门螺杆菌（Helicobacter Pylori），因为幽门螺杆菌是引发胃溃疡的祸首。用餐前30分钟，用1杯微温活性水服用含益生菌的营养品；睡前再服益生菌营养品。天天如此做，直到有改善为止。

改善胃溃疡的食疗方

将2杯切细碎的紫甘蓝倒入2200 W榨汁机中，加入1½杯活性水，打1分钟后装入一个大玻璃罐（倒入后还有多余空间）盖好，放在室温下。天天摇几下，三四天后打开盖时若有气体跑出来，就可放入冰箱。每天早上空腹时，摇匀后倒出60毫升慢慢喝下；晚上睡前30分钟再喝60毫升，也可连同益生菌一起服用。

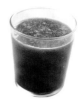
▲ 紫甘蓝汁

因熬夜引起

★ 须立刻调整睡眠时间，晚上尽量在10点左右入睡，让松果体能及时分泌褪黑激素来修复和调整身体的运作。

因便秘引起

若口臭是由便秘引起的，要格外小心！因为大便是最污秽的东西，如果没及时排出体外，大肠毒素会倒流入肝脏，引起高胆固醇，污染血液，进而引起高血压及心脏病。长期的便秘可能会引发肠癌、肺癌、淋巴癌和肝癌，而这些癌的先兆就是口臭。这是身体发出警讯，提醒我们须立刻净化身体；但许多人往往没有理解这警讯，只一味求治标，而耽误了治疗的时机。

★ 一般的医学教育认为，每天1次排便就正常；而从自然疗法的标准来看，一天要有3～4次排便，才能完全将前一天的代谢废物排出体外。

★ 如果几天才有1次排便，属于便秘。建议每天先补充含人体必需油酸和绿藻（Chlorella）成分的营养品，之后用500毫升的大杯，加入1大匙只含中链甘油三酯的椰子油、2大匙纤维粉、3大匙芝麻粉，再倒入400毫升的杏仁奶或好水，轻轻搅匀后，立刻快速地喝下。一天喝3次，直到有3～4次排便为止。然后做4天的排胆石（参阅168页）来清除肝脏的毒素。与此同时，立刻实施生机饮食，天天喝6~7杯保健肠胃的蔬果汁，午餐和晚餐只吃蔬菜、酸味水果和豆米饭，之后照《不一样的自然养生法》中的血型食谱来吃。

★ 如果一天只有1次排便，可以照以上方法喝纤维粉水。同时实施生机饮食，吃对你血型的食谱及喝5~6杯清血毒的全营养蔬果汁，务必要天天有3次排便。每次喝完蔬果汁或吃完生菜沙拉，可以补充含消化酶素成分或盐酸甜菜碱（Betaine HCl，又称甜菜碱盐酸盐）成分的营养品，来增加胃酸，帮助消化、吸收钙质和营养。

长期便秘建议补充

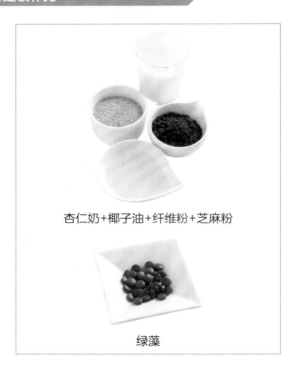

杏仁奶+椰子油+纤维粉+芝麻粉

绿藻

综上所述，唯有仔细地去探讨口臭的病根才能根治病情。以下是一个因便秘而有口臭的案例，供大家参考。

　　我今年已经27岁了，但多年来一直饱受口臭、狐臭的困扰，因此我始终交不到男朋友。我曾经咨询过我的家庭医生，但他只开给我漱口药水，同时叮嘱我常嚼口香糖，或使用芳香喷剂。可是这些办法还是无法改善我的口臭及狐臭问题，我实在很烦恼也很担忧，甚至变得很怕和别人讲话，也不敢与人太接近。

　　自从我听了一位亲戚的话，去找吴医师请他指导我正确的饮食之后，我从以前的3天才大便一次，变成了现在天天都有4次排便；以前脸色暗沉，经常乱冒疹子，但现在我的脸色光滑红润，照镜子时都觉得自己很美丽。所以找对医生、做对方法、找出病根，对病人来说不但很重要，还是一劳永逸的解决办法。感谢吴医师改变了我一生的幸福。

停止吃过量蛋白质，造成身体发出臭味

　　这位小姐来找我时，满脸苦恼，十分令人同情。我请她脱掉左脚的鞋子和袜子，把脚伸出来让我看一看，看完后我便问她："你的血型是什么型？通常每天会排便几次？"

　　她立刻回答我："我的血型是A型；我的排便情形很好，每隔3天就会很准时地排便1次，我的家庭医生还称赞我排便准时又正常，真是很少见！"

　　我听了简直要昏倒，对她说："这是很不正常的排便，甚至可以说是很坏的排便状况。在我的健康标准里，每个人每天要有4次排便，最少也要3次才是正常。这就是为什么你会有口臭的原因之一。

"你想想，当你排便时有多么地臭，这种臭味藏在大肠内会引起放屁，毒臭也会穿过大肠进入血液，污染血液。宿便的臭气也有可能向上升造成胃食道倒流放出臭气，也可由皮肤发出臭味，所以会导致口臭和狐臭。"

所以我叫她要吃对血型的食物，同时不要再吃以下的食物。

★ 停止吃牛奶制品：包括牛奶、奶油、奶酪、比萨、冰激凌、酸奶、巧克力。这些都是A型血不该吃的食物，因为A型血没有足够的胃酸来消化这类的东西。一个星期偶尔吃1次倒无所谓。

★ 停止吃肉类：包括鸡、鸭、牛、羊、猪肉。这些会使大肠蠕动缓慢，引起便秘；也会使血液过度酸性，引起筋骨疼痛、风湿、关节炎。这些动物蛋白质A型血的人比较难消化，肉类停留在肠胃太久会长霉菌发出恶臭味，自然也会带来体臭、口臭。

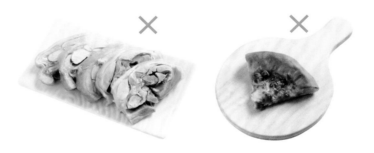

早餐及全天蔬果汁计划

教这位年轻女性打蔬果汁之前，我不忘提醒她准备一台功率强大的蔬果机，才能真正喝到蔬果中的植物生化素。

改善口臭和便秘的蔬果汁

分量：一天6~7杯	口感：酸甜

材料：

· 蔬菜

番茄1个、胡萝卜1根、中型甜菜根1个、菠菜叶切碎1/2杯、紫甘蓝切碎1/2杯

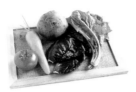

· 水果

猕猴桃2个、有籽麝香红葡萄10~15粒，以及任何个人喜欢的酸味水果（为增加蔬果汁的风味）

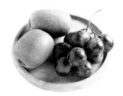

· 好水

活性水2杯

· 营养补充品

绿藻30粒

做法：

❶ 将所有材料清洗干净；甜菜根、猕猴桃去皮，切小块；番茄、胡萝卜切块；菠菜、紫甘蓝切丝；红葡萄不去皮和籽，备用。

❷ 把活性水倒入2200 W蔬果机内，放入所有蔬菜、水果，一同搅打2分钟成汁；再打开盖，加入绿藻，续打约30秒，即可饮用。

午晚餐饮食计划

我建议这位小姐午餐和晚餐先吃1大盘生菜沙拉；如果没吃饱，可以再多吃些五谷豆米饭。晚餐最好能在6点左右吃完，最迟不超过晚上7点半；因为晚上8点过后，胃会减少分泌胃酸来消化食物，所以如果食物在胃中停留过

久，便会腐败、长霉菌，从而带来口臭、胃溃疡等问题。

全生蔬菜沙拉

材料（除非特别注明，否则分量随意）：
- 蔬菜

红番茄、胡萝卜、甜菜根、菠菜1杯、紫甘蓝叶、任何稍微发芽的豆类1/2杯
- 沙拉酱汁

香菜切碎、欧芹切碎、带皮老姜末、蒜末、九层塔切碎、冷压初榨橄榄油、有机苹果醋、青柠檬汁

做法：
1. 全部材料清洗干净；番茄切片；胡萝卜、甜菜根刨丝；菠菜、紫甘蓝切细；再全部放入容器中。
2. 将全部沙拉酱料放入小碗中，调成酱汁，淋在处理好的蔬菜上，即可食用。

 Dr. Tom Wu健康小叮咛

★ 除了食谱里的材料，还可加生坚果、猕猴桃、有籽麝香红葡萄，让沙拉的风味更佳。

五谷豆米饭

材料（分量随意，除非特别注明）：
发芽豆类、五谷米（糙米、红米、黑米等）、南瓜、大蒜5瓣、带皮老姜、活性水适量

做法：
1. 所有材料清洗干净；南瓜去籽，切成大小适口的块状；大蒜去白膜不切；老姜切丝，备用。
2. 把处理好的材料混合均匀，依个人对豆米饭软硬度的喜好，斟酌添加的水量，放入电饭锅煮成豆米饭或豆米粥即可。
3. 吃之前，可加些枸杞子、芝麻粉、亚麻籽粉、切碎的香菜、芝麻油、椰子油等，以增加风味。

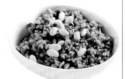

营养品补充计划

此外，我也建议她补充以下的营养品来加速消化：

★ 帮助消化、促进排便的益生菌。

★ 增加胃酸、帮助分解和吸收营养的营养品。

★ 含有消化酶的营养品。

按摩和生活计划

除了喝蔬果汁和吃全生沙拉之外，还可以：

★ 用优质按摩油按摩腹部和足部大肠反射区。通过勤加按摩大肠的反射
区，促进大肠蠕动和通气，来改善便秘及口臭的困扰。

★ 保持每天4次大便。可以服用适量纤维素和益生菌，务必提高每天自
然通便次数，这是检验身体排毒功能的一个关键。

每天按摩大肠反射区

按摩步骤：

1. 在大肠的反射区（脚踝内侧，向上约2根中指宽度）均匀地涂上按摩油。

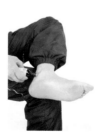

2. 手握拳，用指关节以上下来回或画圆圈的方式大力按摩反射区。

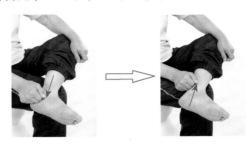

3. 接下来按摩腹部。从丹田处（肚脐下方）以顺时针方式，由小圈慢慢向外逐扩展成大圈，连续按摩49圈。

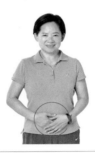

Dr. Tom Wu健康小叮咛

★ 可同时运用第三部分"对症调理运动"中摆动臀部的动作（参考第9式），可有效改善口臭、便秘和胀气等症状。

两个月后，我接到这位小姐打来的电话，她的声音变得开朗且洪亮。她除了谢谢我的建议，也提出另一个疑问："我的家庭医生很担忧我每天竟然可以排便4次。他认为很不正常，还怀疑我可能大肠有问题，叫我去看肠胃科医生，弄得我实在不知如何是好？"

我回答她："每天有4次大便是正常的，不必感到丢脸或怀疑。请继续保持天天有4次排便，不然你的口臭又要回来了。"

Dr. Tom Wu健康小讲堂

★ 自从我出现癌症之后，努力做到天天保持4次排便。也因为这样，我没有再生病，人也变得越来越年轻。因为2/3的免疫系统军队都位于消化系统内外，保持天天有4次大便，让大肠的坏菌减少，也是让免疫和自愈系统军队有休息的时间充电，增加它们打击敌人的能力。

★ 我希望大家都尝试做到天天3～4次排便，这样不仅可以省下许多看医生的钱，也免除很多病痛的折磨。不过，有些人的口臭问题，可能是单纯因为牙周病和牙龈发炎；如果是这样，就要去找牙医治好牙周病和牙龈发炎的问题，口臭自然迎刃而解。

胃食道反流和便秘个案参考（饮食/营养品/运动/生活计划）

我曾经与我的夫人去过二十几个国家，包括英国、美国、印度、马来西亚等，也去过我国不同的省市，发现有一个健康问题特别多见。就是消化系统问题，包括痔疮、便秘、肠炎、肠疝气、肠癌、腹绞痛、胆结石、胃痛、胃胀气、胃溃疡，尤其是便秘和胃食道反流的患者，有非常多。

在美国，大约有20%的人患有肠胃病，每年肠胃治疗的药物总费用超过100亿美元；在中国，目前肠胃病患者高达1.2亿，也将近总人口的10%。现代肠胃病的盛行令人吃惊。

前面说过，西医认为，胃食道反流是由于胃酸过多，所以会开制酸剂药物给患者服用；但自然医学认为，胃食道反流是由于胃酸不足，无法完全消化摄入的食物，让食物在胃中滞留过久，受细菌感染而腐坏、发酵、膨胀和产生气体，过多的胀气将胃酸和食糜一同往上推升，冲开胃和食道交接处的括约肌（Sphincter）开关而流入食道和喉咙。胃酸是极苛性的液体，会腐蚀烧伤食道和喉咙，引起灼热、喉咙痛、咳嗽、胸痛、气喘、胃痛等反应。

　　为什么这么多人有便秘和胃食道反流呢？到底是听西医的服药，还是跟随自然医学改变饮食和生活习惯？请看以下的个案分享，再作决定吧！

【约72岁，B型血】作者代述

　　曾经一位七十几岁的女士到我的健康中心咨询，客套了一会儿坐下说："我今天来的目的是想得到你建议的食谱，希望能解决我多年的肠胃病症。我从二十几岁就长期服用医生开的便秘药，一直到现在；在四十几岁时因结石开刀，割除胆囊，从那时起就常常感觉胃不舒服而服药至今；最近这两年又有胃食道反流，服用医生开的制酸剂药物，有明显感觉舒服点；但是长期服用这个药物却让我得了骨质疏松症，医生又开了强化骨骼类药物。你看，我的身体就像个装满药丸的药缸！"

　　"我的一位朋友也患有同样的便秘和胃食道反流，她说依照您建议的生机饮食食谱吃了不到一年的时间，什么药都不用再服，已经痊愈，并且变得很健康、有精力。我听了很高兴，很想试试这个神奇的生机饮食才来找您，希望我也能像她一样好起来。"

　　我看了她的左脚后，问她："你的血型是不是B型血？"

　　她回答说："是的，是B型血。这跟肠胃有关系吗？"

　　我说："有很大的关系，因为你的血型决定你应该怎样吃，所以要想改善你的肠胃功能，你要尽快配合以下的建议。"

停止吃有害毒素

　　我对她的建议，是首先停止引起便秘和胃病的饮食：

★ **停止吃喝一切高蛋白质的牛乳制品：**包括牛奶、奶油、奶酪、酸奶、冰激凌、比萨、牛奶巧克力等。因为B型血的人产生的胃酸较少，无法消化过多的高蛋白和吸收身体所需的矿物质。而且高蛋白食物也缺乏纤维素，不能蠕动大肠，造成便秘、高胆固醇、屁多、痔疮、肠癌等病症。

★ **停止吃进过多动物蛋白质：**因胃生产的胃酸较少，每周只能吃不超过2次的少量动物蛋白质，包括蛋类、海鲜、鸡、鸭、牛、羊、猪肉类及肉汤。超过这分量就会引起肾功能低、痛风、痔疮、便秘、胃溃疡、胃食道反流、癌症等病症。

★ **停止喝汽水、含酒精或糖的饮料：**不适合喝汽水、含酒精或加糖的饮料，以及吃过多精制粉做的食物；因为胰脏也没有足够多分解碳水化合物的酶素，吃了会引起胃胀气、胃痛、胃溃疡、胃癌及胃食道反流。

★ **停止吃煎、炸、炒、烤、烧类的食物：**B型血的人也没有足够的胆汁来消化煎、炸、炒、烤、烧类的高油食物。常吃这一类的食物容易患胆结石、胆息肉、十二指肠溃疡、便秘及胃食道反流。

★ **停止吃夜宵或太晚吃晚餐：**无论什么血型的人，晚餐都不能吃太饱，并且要在下午6点钟左右吃完，之后只能喝纯净水或活性水，吃极少量酸味水果。绝对不要吃夜宵，太迟吃晚餐或夜宵会引发口臭、口酸、口苦、腹胀气、发胖及胃食道反流。

我们的先辈很有智慧地劝告："年轻时吃2碗饭，中年时吃1碗饭，老年时吃半碗饭。"现代科学研究也证明："年纪越高，胃酸越少，所以食量越少越好！少食可以避开胃食道反流；而且每周断食2天，只喝温活性水或纯净水，交替地喝，甚至能延长寿命10年左右。"

她听完后说："怪不得，我会胃痛、便秘和胃食道反流，原来是吃动物蛋白质过多的原因。我也特别喜爱吃炒炸的食物，尤其是炒蛋、炒河粉和炸鸡！原来都是这些东西害我没了胆囊，而且我每餐吃的分量也很多，如果早一点知道这个医学健康知识就好了。现在我要怎样才能改善便秘和胃食道反流呢？我更不想以后再有可怕的胃癌和肠癌危机。"

我说："解决便秘和胃食道反流的关键，是在这一年内都不再吃喝上述这些食物，并且大量吃高纤维的蔬果。这样消化系统下部分的大肠就容易疏通，上部分胃的食物也能往下推，解决胃气、胃胀的压力和减轻胃食道反流的苦恼。"

全天蔬果汁排毒计划

★ 纤维粉清肠：每天早上或下午，将400毫升温的纯净水或椰子奶或坚果奶（如杏仁奶）倒入500毫升杯中，加入1大匙中链椰子油和2大匙纤维粉，用粗吸管拌匀后，立刻用吸管喝完。在一天之内，记得还要慢慢喝6～8杯温的纯净水，以促进大肠的蠕动帮助排便。直至天天都有2次大便后，将纤维粉增加到3大汤匙，再如上所述喝到有3次大便，当然能有4次更好。

★ 蔬果汁排毒：每天喝纤维粉清除肠道宿便的同时，也将以下的全生食材放入一台2200 W的蔬果机内打成6杯蔬果汁来喝。

胃食道反流 & 便秘的蔬果汁

分量：一天6杯	口感：微甜酸
材料：	

· 蔬菜

番茄2个、胡萝卜1根、小型甜菜根1个、大黄茎[1]3根、小叶菠菜1大把（切

---

[1] 大黄茎（Rhubarb）：含有极高的草酸，吃过多会腹泻。但是对于有便秘、肠癌和要减肥的女士是个好物，能将大肠污秽的脂肪和致癌毒素排清。而且大黄茎含有极高的植物雌激素，能防止乳癌、卵巢癌，降低胆固醇和更年期的热潮红，调节甲状腺功能减退。它是女士更年期时有不适症状的最好食材，但男士不宜食用过多，少量可以缓解便秘、降低胆固醇。市面上有卖进口的新鲜及冷冻处理好的，读者可上网搜索"大黄根""冷冻大黄根"等。

碎240毫升杯约2杯）、切碎紫甘蓝2杯

·水果

切细的半熟木瓜1杯、切细菠萝1杯、青色猕猴桃2个

·香料

带皮老姜5片、姜黄粉1小匙、丁香粉1/2小匙、切碎香菜1/2杯

·种子

亚麻籽2小匙、白芝麻2小匙、火麻子2小匙

·营养补充品

蜂花粉1小匙、益生菌3～4粒、甘草10～15片（因为她的血压105/65毫米汞柱偏低、血糖又偏高，所以从10片开始慢慢增加分量，直至血压达到112/72毫米汞柱、血糖达到6毫摩尔/升）、银水醇1匙

·好水

活性水1½～2杯

做法：

❶ 所有食材洗净；番茄、胡萝卜切块；甜菜根和猕猴桃去皮，切块；小叶菠菜切长段；大黄茎、紫甘蓝切碎，备用。

❷ 将活性水倒入2200 W的料理机内，再放入所有蔬菜、水果、香料、种子一同搅打成汁；打开盖子，加入营养补充品（益生菌去胶囊取粉），续打约30秒，即可饮用。

Dr. Tom Wu健康小讲堂

★ 早上喝2杯（每杯240毫升），剩下的蔬果汁倒入瓶子，外出或上班可以慢慢喝，一天喝6杯。最好用粗大吸管吸，每一口细嚼10下才吞下，让唾液同蔬果汁混匀，更容易消化和吸收。

★ 每餐吃一半时，用温水服用3～6粒消食片（从3粒开始，慢慢增加直至没有胃酸倒流的现象）。消食片可以适量长期服用，帮助强化消化系统的功能。

按摩和运动计划

★ 早餐前按摩：早上起床刷牙后，将按摩油（含冬青油、薰衣草油、尤加利油、薄荷脑油和鸸鹋油成分）涂于双足底的胃和大肠反射区（见附录四），用指关节大力地按摩每处各2分钟。按摩后，用1杯500毫升温活性水，加入1/4匙海盐，服用益生菌3~4粒，用来清洁和改善消化系统的生态环境。

★ 晚餐后按摩：晚餐后1小时（即7~8点），再用按摩油涂于双足底胃和肠的反射区，以指关节大力地按摩每处各2分钟。按摩后，慢慢喝1杯（240毫升）加了半小匙甘草粉的温人参茶。

★ 睡前按摩：每天晚上10点睡觉前，躺在床上，双手放于肚脐上顺时针按摩。由肚脐的小圆圈慢慢地向外揉至大圆圈，再由外侧大圆圈慢慢地揉回到肚脐中心；如此来回49次，帮助调理消化系统功能

★ 快步走：记得每天上午11点和下午2~3点，在强阳光下快步行20~30分钟(如果阳光太强，记得戴草帽，以免中暑)。可以强化筋骨，帮助血液循环和消化，有利于排便及减肥。

她一面听一面记录，说："原来生机饮食要花这么多的时间，要下这么大的功夫，真的要每天都很忙了！但为了身体不再受病痛的困扰，我会听话地照着做。"

结果，一年后，这位老女士和她的朋友一起到我中心来道谢："十分感谢您，真的让我们两人获得重生，给了我们没有病痛的生命。我们老年中心的朋友都很羡慕，都说我们好像年轻了十多岁，听到这个赞美，真的好开心哦！"

脂肪肝个案参考（饮食/营养品/运动/生活计划）

有抽烟、喝酒等坏习惯的人是患脂肪肝或肝癌的高危群体，有乙型、丙型肝炎的（共用针筒打吗啡等易感人群）也不例外。此外，长期服用降胆固醇药，或长期处于工作压力、紧张情绪下的人也可能会有脂肪肝。如果我们能及早清肝、保护肝，脂肪肝是可以预防的。

【40岁男性，B型血】病人自述

我有胆固醇过高的问题，吃了十多年的降胆固醇药，一直控制得很好。但有时外出旅行，一忘记服药，胆固醇指数就会上升。

有一次，我听了吴医师关于胆固醇的演讲，他特别提到如果长期服用降胆固醇药物，可能会有肌肉无力、疲倦及胸痛的副作用；如果服用10年以上，可能有脂肪肝或肝硬化的风险。我回家后细想了很久，担心自己原来的肌肉无力和胸痛，可能是服降胆固醇药引起的副作用。于是我去找家庭医生咨询，他帮我增加了两种药物，虽然解决了我的胸痛问题，但我仍然感觉肌肉无力，也经常感到异常疲倦。于是我决定按吴医师说的，改变饮食和生活习惯，就是多喝水；不吃红肉，改吃鸡肉；每天运动2次，每次1小时。

我努力实行了几个月，体重下降了近14千克，肌肉变得比较有力，精神也好转不少。我很高兴能有机会听到吴医师的演讲，尤其是他鼓励听众去实践的说服力，深深感染了我。

虽然吴医师建议我吃的食谱中，很多是我不爱吃的东西，但为了健康，我仍努力地执行。8个月后再度检查，我的肝指标AST和ALT已经下降到15和16单位/升，超声检查也说明肝脏已恢复正常了！

停止吃有害毒素

这位男士是个快人快语、性情直爽的人。在观察了他的左脚，并得知他是B型血的人之后，我建议他停止他习惯的饮食方式：

★ **停止抽烟、喝酒**：烟草、酒精长期污染肝脏，会导致肝硬化，这是最不好的习惯！

★ **停止吃牛奶制品**：牛奶、奶油、奶酪、比萨、冰激凌、酸奶、巧克力等。B型血的人不能吃牛奶制品，吃了会加重肝脏负荷，只能吃羊奶制品，但每周也不能超过2次。

★ **停止吃煎、炒、炸、烤、烧类的食物**：油条、炸薯条、炸薯片、炸花生、烤腰果、炒饭、炒蛋、炒米粉、葱油饼、烧饼等，都不能再吃。因为吃下这些食物会产生自由基，破坏肝细胞。

★ **停止吃粉类制品**：面条、面包、包子、饺子、馒头、糕饼、饼干等食物。因为这些粉制品有添加溴化物的疑虑，容易诱发长瘤。

★ **停止吃一切肉类**：鸡肉、牛肉、猪肉、鸭肉都不能再吃，深水鱼类除外。因为这些肉都含有激素，会激发长瘤、紊乱代谢。

★ **停止吃含添加剂的食品**：含有防腐剂、化学调味剂、化学色素、化学香料，会伤害肺脏。

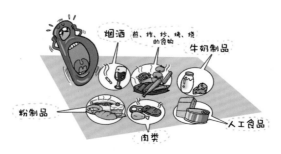

▲ 立刻改善饮食，停止送进体内更多毒素污染血液

早餐及全天蔬果汁計畫

停止了不應吃喝的食物後，還要將以前吃喝進體內的毒素排出。最快、最好的方法，是喝含有高量植物生化素的蔬果汁和吃全生的沙拉，來強化五臟六腑。

淨化血液蔬果汁

分量：一天6～7杯	口感：甜帶苦

材料：

· 蔬菜

全紅番茄2個、胡萝卜1根、大型甜菜根1个、西芹1根、芦笋5根、红甜菜叶1叶、蒲公英3叶

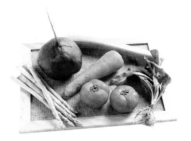

· 水果

獼猴桃2個、有籽红葡萄10粒、新鲜蓝莓1/2杯（或枸杞1/2杯）

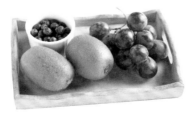

· 香料

香菜5小根、欧芹3小根、带皮老姜5片、迷迭香少许、姜黄粉1小匙

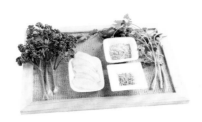

· 种子
亚麻籽2小匙、黑芝麻4小匙

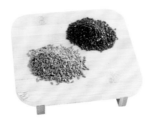

· 好水
活性水2½杯
· 营养补充品
卵磷脂2小匙、蜂花粉2小匙、绿藻30粒、辅酶素CoQ10 6粒

做法：

❶ 所有食材洗净；番茄、胡萝卜切块；甜菜根去皮切块；西芹、芦笋切段；红甜菜叶切小片状；猕猴桃去皮切块，备用。

❷ 把活性水倒入2200 W的榨汁机内，放入所有蔬菜、水果、香料、种子、绿藻、辅酶素，一同搅打2分钟成汁；再打开盖，加入卵磷脂、蜂花粉，续打约30秒，即可饮用。

　　由于我给他的食谱都是他平时不爱吃的食物，他有些悻悻然地说："吴医师，你前面提到的那些不能再碰的食物，都是我最喜欢吃的东西；而那些你所说应该多吃的食物，又是我不爱吃的，那我真的什么都没得吃了！"面对他的抱怨，我只能力劝："依你目前的病情，最好每天多吃些全生的蔬菜、水果，为了让你愿意吃、爱吃，我特别帮你搭配了美味的食谱。"

午晚餐饮食计划

以下便是我建议适合他午餐和晚餐的食谱：

全生蔬菜沙拉

材料（分量随意，除非有特别注明）：
　·蔬菜
全红番茄、胡萝卜、甜菜根、西芹、芦笋、红甜菜叶、蒲公英、海带、玉米粒、牛油果、稍微发芽任何豆类1/2杯（绿豆可多些）
　·沙拉酱汁
九层塔切碎、迷迭香切碎、肉桂粉、姜黄粉、亚麻籽粉、黑芝麻粉、卵磷脂、冷压初榨橄榄油（或椰子油或石榴油）、青柠檬汁、黄柠檬汁（千万不能加辣椒）、少许有机苹果醋

做法：
❶ 全部材料清洗干净；番茄切片；胡萝卜、甜菜根去皮，刨成丝；西芹、芦笋切段；牛油果去皮及籽，切小块；再全部放入容器中。
❷ 全部酱汁材料放入小碗中，混合均匀，淋在处理好的蔬菜上，即可食用。

 Dr. Tom Wu健康小叮咛

★ 除了食谱里的材料，还可加入适量猕猴桃、大颗有籽的红葡萄、新鲜蓝莓或枸杞，让沙拉的风味更佳。记住，每一口蔬菜都要细嚼30～40下再吞下，这样容易消化，有利于身体吸收营养。

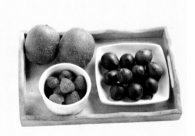

五谷豆米饭（针对肝病）

材料：
发芽豆类（绿豆可多些）2/3杯、五谷米（糙米、红米、黑米等）1/3杯、小粒珍珠圆葱9粒、带皮老姜（越多越好）、姜黄粉1小匙、肉桂粉1/2小匙、活性水适量

做法：
❶ 所有材料清洗干净；带皮老姜切丝，备用。
❷ 把处理好的材料混合均匀，依个人对豆米饭软硬度的喜好，斟酌添加的水量，放入电饭锅内煮成豆米饭或豆米粥即可。

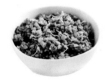

★ 晚餐一定要在7点前吃完。除了生菜沙拉之外，如果想吃点熟食，可以吃烫青菜，但不能吃炒青菜；而且熟菜要在吃完生菜沙拉后再吃。

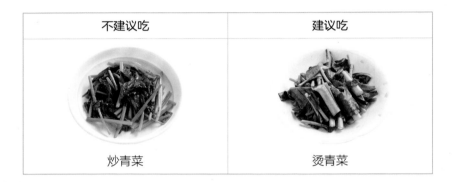

不建议吃	建议吃
炒青菜	烫青菜

★ 先吃蔬菜再吃豆米饭。如果晚餐吃了1大盘生菜沙拉还不够饱，也可用五谷米加稍微发芽的豆类煮成五谷豆米饭或豆米粥吃。

★ 可每隔2天吃1次清蒸鱼或鱼汤。如果选择清蒸鱼，记得多放些青葱、香菜在鱼肉上一起蒸熟；出锅后再放些切碎的香菜和带皮老姜。青葱能够吸去鱼的腥味；香菜能将鱼的

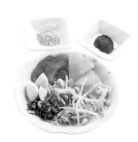

▲鱼汤搭配番茄、菠萝、芽菜、香菜、姜丝等，使身体获得好能量

重金属吸去；而老姜则可以防止肝脏发炎。如果选择煮鱼汤，就加入番茄、菠萝、芽菜（黄豆或绿豆芽）、香菜、老姜丝、大蒜、肉桂粉或葫芦巴粉，营养更均衡；鱼汤的分量随意。

运动和生活计划

有脂肪肝的人除了喝蔬果汁、吃全生沙拉和正确补充营养品以外，还要天天做运动，多喝好水，勤做按摩及保持天天4次排便，来帮助排尿，疏解肝脏排毒的负荷。

★ 每天在强烈的阳光下快步走20～30分钟。快步走是最安全、经济的运动，而阳光可以帮助强化免疫力及修补身体损坏的细胞。也可在温和的阳光下轻松散步半小时。

★ 每天4次排便。为了达到一天3～4次的排便，可借助纤维粉，服用方法为：将2大匙纤维粉、3大匙芝麻粉（黑白皆可）和1大匙卵磷脂，放入1大杯（360毫升）活性水或杏仁奶中，轻轻摇匀后喝下。可视个人需求，一天喝2～3次。喝完后要多喝水。

★ 每天慢慢喝8杯活性水或纯净水。

★ 每天按摩右脚底2次。每天用含有鸸鹋油成分的按摩油，大力按摩右脚肝脏反射区，一天2次，每次30秒。

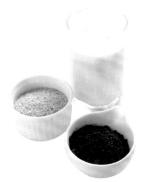

▲如果一天没有3～4次排便，可用纤维粉、芝麻粉、卵磷脂及杏仁奶混合饮用，让肠道的运作顺畅

疏通胆囊按摩法

按摩步骤

找到肝脏位于右脚的反射区（右脚心偏上一点），在反射区上均匀涂上按摩油，用双手大拇指大力按压30秒，一天2～3次。

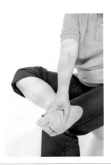

胆囊疏通计划

肝脏能否恢复正常功能，全靠胆囊是否疏通。一般有脂肪肝的病人，胆囊都有阻塞的现象，所以在实行生机饮食的同时，还要清理胆囊内的胆沙、胆石。以4天为一疗程，将肝脏的毒素排出，才能真正解决脂肪肝的问题。

至于怎么排胆沙、胆石呢？方法其实很容易，但在做排胆沙、胆石之前，必须先天天有4次排便才可以，否则消化系统没有空间让石子流出。建议遵照喝纤维粉和芝麻粉促排便的方法，直到天天都有4次大便后，再做4天的排胆沙、胆石。

四天排胆石方法

进行排胆沙、胆石时，第一天、第二天和第三天都不会出现什么不适，可以正常生活及工作；只有第四天会产生腹泻，所以最好留在家里，避免外出，以免造成不便。比如，星期天放假在家休息，那么就从星期四开始执行。

第一天

材料：

有机苹果汁1罐（1000毫升）

磷酸10毫升

执行步骤：

❶ 将磷酸滴入有机苹果汁内摇匀，一天内分4次喝完，每次喝250毫升。

❷ 三餐只吃生鲜的蔬菜水果沙拉，或烫青菜、蔬菜汤，并且多喝好水。

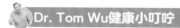 **Dr. Tom Wu健康小叮咛**

★ 这混合苹果汁的10毫升磷酸会将胆囊和胆石软化，不会有不舒服的症
  状发生，所以可以正常工作，而且苹果汁也没有什么异味。

★ 有糖尿病的人不能饮用苹果汁，必须用活性水（不能用其他饮品或苹
  果酸粉）代替，方法为：将14毫升磷酸滴入1000毫升活性水中摇匀饮
  用，其他步骤同上。

第二天

材料：

有机苹果汁1罐（1000毫升）

磷酸10毫升

执行步骤：

❶ 和第一天一样，将磷酸滴入有机苹果汁内摇匀，一天内分4次喝完，每次
  喝250毫升。

❷ 三餐只吃生鲜的蔬菜水果沙拉，或烫青菜、蔬菜汤，并且多喝好水。

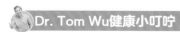 **Dr. Tom Wu健康小叮咛**

★ 这一天不会有不舒服的症状发生，可以正常工作。

第三天

材料：

上午9点～下午3点

有机苹果汁1罐（1000毫升）、磷酸10毫升

下午4点～5点

硫酸镁1大匙（Magnesium Sulfate，俗称泻盐）

晚上9点

冷压初榨橄榄油240毫升、青柠檬3个（或有机柠檬汁）

晚上9点半以后

纤维粉2大匙、芝麻粉3大匙、卵磷脂1大匙

执行步骤：

❶ 和前两天一样，将磷酸滴入有机苹果汁内摇匀，分几次在下午3点前喝完。

❷ 三餐只吃生鲜的蔬菜水果沙拉，或烫青菜、蔬菜汤，并且多喝好水。

❸ 下午4点～5点，将硫酸镁放入1杯（240毫升）微温好水中，搅拌至全部溶解，立刻一口气喝完。

❹ 晚餐必须吃得比平时少，在下午6点钟前吃完；3个小时后，也就是晚上9点左右，开始执行以下步骤：

（1）将冷压初榨橄榄油倒入蔬果机内；

（2）将3个柠檬的外皮捏软后，去籽挤出柠檬汁，倒入蔬果机中，用慢度打30秒，倒入杯中，一口气喝完；

（3）取适量青柠檬皮含在口中，赶紧上床躺好，躺姿向右侧卧，右腿弯起来压于肝脏部位，至少30分钟（勿少于30分钟，超过没关系）；

（4）起身，稍微活动一下身体，再将纤维粉、芝麻粉和卵磷脂放入杯中，加入1杯360毫升的好水搅拌均匀后，立刻喝下。

 Dr. Tom Wu健康小叮咛

★ 这一天不会有不舒服的症状发生，可以正常工作。

第四天

材料：

早上起床

硫酸镁1大匙

上午&下午

纤维粉适量、芝麻粉适量

执行步骤：

❶ 早上起床后，将硫酸镁放入1杯（240毫升）微温的活性水中，搅拌至全部溶解后，空腹一口气喝完，静待肠胃发生反应。

❷ 一天中喝6～8杯好水，并补充2次纤维粉和芝麻粉冲水（任何时间喝均可），千万别让胆囊排出的胆石卡在肠壁上，污染大肠和血液。

Dr. Tom Wu健康小叮咛

★ 第1次排便时，可能没看见什么沙、石；但第2次或第3次就会看见很多青色、青黄色或棕色的沙、石，漂浮在马桶的水面上或黏在粪便里，有的大如蚕石，有的颗粒型小如绿豆或沙粒。

★ 服用高浓度的硫酸镁水后会引起腹泻，是因为其渗透压高，能阻止肠内水分吸收；如果同时大量饮水，会令肠中填充物增加，造成肠管扩张而刺激肠壁，促进肠道蠕动，便能引起腹泻，或是排出水样的稀便。

营养品补充计划

最后，还要服用目标营养品来帮助肝脏恢复正常功能，我建议补充：

★ 帮助修补肝细胞膜，含有亚麻籽提炼的必需油酸的营养品。

★ 帮助去除肝毒的营养品。

★ 帮助去除水环境和油环境毒素的硫辛酸营养品。

★ 帮助血液循环、提升精力，含辅酶素CoQ10的营养品。

★ 帮助消化食物、吸收营养，含有消化酶素成分的营养品。

★ 增加胃酸，帮助消化食物的营养品。

8个月后，这位先生又来找我，说他的肝指标已经下降到正常水平。他问："吴医师，请问我现在还需按照你所建议的食谱吃东西吗？"

看到他充满健康活力的样子，我的喜悦之情油然而生。我对他说："你现在开始可以将7杯蔬果汁减量到4杯，作为保健之用；早上还是喝2杯当早餐，午餐和晚餐前1小时再各喝1杯即可。至于其他食物，想生吃或熟食可随你自己的意志，营养品可少量补充，作为身体保健。但你仍然有需要注意的地方，请继续遵守。"

康复后要维持的饮食生活习惯

以下是我提醒他恢复健康之后，仍然要注意的事项：

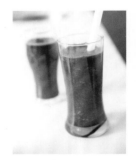

★ 尽量少吃煎、炒、炸、烧、烤的食物：就算要吃这些食物，每周不能超过2次，而且要先吃蔬菜来饱腹，让体内细胞先吸收好食物，再吃少量不健康的食物无妨。

★ 每天喝8杯好水：每天喝3～4杯活性水，剩下4杯可以是反渗透水、电解水或碱性水。

★ 肉类每周吃不超过2次：每次不超过30克。

★ 奶制品每周吃不超过1次。

▲午餐及晚餐前一小时各喝一杯美味健康的蔬果汁，让身体细胞吸收好能量，每天神清气爽

来美国找我的这位先生曾饱受脂肪肝的折磨，但所幸他从不抽烟、喝酒，又及时改变饮食，才能在短短几个月内获得良好的改善，很是幸运。

乙型肝炎个案参考（饮食/营养品/运动/生活计划）

肝病是全球性的疾病。一般来说，导致肝脏疾病的原因包括病毒、酒精、药物及遗传。其中病毒感染为肝炎最常见的原因。

病毒性肝炎可分为甲型、乙型和丙型。甲型肝炎主要通过粪便、食物传染，乙型和丙型肝炎主要通过体液传播。目前甲型和乙型肝炎已有疫苗可接种，丙型肝炎则没有。

乙型肝炎表面抗原存在于体液和分泌液内，在血液、精液和阴道分泌物中具感染性。早期主要的传播途径为母婴垂直传播，即带原的母亲在生产前后将乙肝病毒传染给新生儿。不过自从1992年我国全面普及乙型肝炎疫苗后，防治成效堪称显著。在一些国家和地区，乙肝病毒感染的高危群体有静脉注射毒瘾者、性伴侣多的异性恋者、同性恋者，以及经常接触血液、破损伤口体液的医疗检验人员。还有家庭接触感染，如共享刮胡刀、牙刷。此外，针灸、刺青、文眉、穿耳洞等行为，也有可能通过伤口血液传染乙型肝炎，必须多加留意防范。

人体感染乙肝病毒后，病毒留存于肝脏和血液中。如果血清检查检出"乙型肝炎表面抗原"，并持续6个月以上，就称为"带原者"。带原者具有传染力，会通过血液或体液传播给他人。在台湾地区，40岁以上的壮年人口中，几乎90%感染过乙肝病毒，15%～20%为带原者。须注意，乙型肝炎是无形的杀手，有时可能导致严重的并发症，如肝脏衰竭、肝癌，甚至死亡。

肝炎也是亚洲人常患的疾病之一。在我接诊的病友中，许多饱受肝炎折磨，有的甚至肝脏长瘤。那种痛苦不堪的煎熬，让人怜悯之心油然而生。以下就是一个例子。

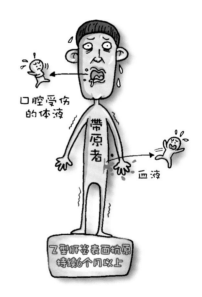

口腔受伤的体液

带原者

血液

乙型肝炎表面抗原持续6个月以上

▲乙型肝炎是无形的杀手，必须多注意饮食习惯和生活作息

【50岁男性，A型血】病人自述

我本身有乙型肝炎，也曾求助过不少西医，他们都说乙型肝炎只能服药控制。我每年都会做肝脏例行检查，但每年肝脏指标不断上升。今年肝功能指标为：AST（即SGOT）升到300国际单位/升，肝脏的ALT（即SGPT）升到310国际单位/升，乙型肝炎表面抗原[1]（HBsAg）也由去年的165国际单位/升上升到200国际单位/升。这三项检查数值都超标，所以医生立刻开了药方，要我服药控制病情，以避免以后得肝硬化，甚至肝癌。

听医生这样说，我真的十分担心、害怕。我也跟几位好友谈起我的肝脏问题，其中一位恰巧是吴医师的病人，也患有乙型肝炎，靠着吴医师建议的食谱及营养品，一年之后就有乙肝抗体了。于是我听了他的劝告，专程从泰国搭飞机去找吴医师。

吴医师很亲切、详细地为我说明了我饮食上的错误在哪里，并教我正确地吃、正确地喝蔬果汁。此外，他还传授我保肝的按摩及运动法，叮嘱我做4天的排胆结石。

我朋友的肝炎比我严重，而且还有黄疸病，他都能重获健康；而我的状况还没有他那么差，所以我有信心一定能更快地好转。

停止吃有害毒素

当时，我一边仔细看这位病人的左脚，一边问他："你的血型是什么？有没有服用过任何治疗乙型肝炎的药物？"

"血型是A型。我每年都会做肝脏的例行检查，并仔细询问医师检查结

---

[1] 正常参考值为 < 0.05 国际单位 / 毫升。

果，至于服药倒是没有。"他回答。

我听他这么一说，知道他真的想以食物来治本，非常高兴他的决定。我又问他："你既然是泰籍华人，那吃的是中式还是泰式的食物？"

他回答："因为我是生意人，接触各种种族的人群，所以在吃的方面很不固定。有时吃中餐，有时吃泰餐，有时吃西餐。一般，早餐我喜欢吃1个煎荷包蛋、培根和奶油面包。有时我太太也为我准备中式油条或葱油饼和1碗豆浆；而中午会跟朋友在餐馆吃泰式炒河粉或扬州炒饭或炒米粉，也会喝泰式奶茶；晚上，我吃烤牛排或烧鸡或烧鸭和1杯红酒。我不太喜欢吃蔬菜，但我会喝椰子汁和橙子汁。我一向不抽烟。"

我听完后，分析给他听："你之所以会有乙型肝炎，是因为以前吃了太多以煎、炸、炒以及烧烤方式烹调的食物，又吃进了过多动物性蛋白质……"

我话还没讲完，他便急切地打断，抢着说："这些食物跟乙型肝炎有什么关系？"

我笑着回答他："当然有关系。这些煎、炸、炒、烤、烧类的食物，都含有致癌的自由基，会破坏肝脏细胞。让细菌和滤过性病毒有机会进入肝细胞内，借由结合肝细胞DNA，瞒过免疫军队的检查而在身体内有可发展的基地。先驻扎在单细胞基地内，再逐渐感染周围细胞，让它们发炎、恶化，慢慢地乙型肝炎便会转成脂肪肝，最后走上肝硬化或肝癌的道路。"

建议戒掉的食物

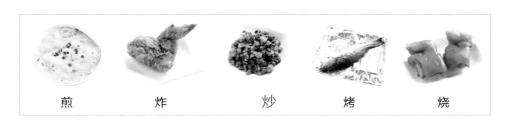

| 煎 | 炸 | 炒 | 烤 | 烧 |

这样分析让他迫不及待地响应："哦！我不想得癌症，请您依照我的身体状况给我一个食谱，让我的肝脏重获生机，好吗？"

我进一步仔细解释："要想肝脏功能好，首先要戒掉一切煎、炸、炒、烧、烤类的食物，特别是肉类、牛奶制品及一切用粉类制成的食品，以减轻肝脏的负荷。肝脏负担减轻了，接着立刻清除胆囊里的胆结石和胆沙，使胆囊疏通。因为肝脏将一切毒素、氧化的低密度脂蛋白（Oxidized LDL）送到胆囊里，胆囊则将这些废物转变成有用的胆汁，流到十二指肠内，将吃进胃内的油类和脂肪分解成油酸，再转送回肝脏；而用过的胆汁和未被分解的油脂，则从十二指肠流入大肠，排出体外。"

见他有所理解，我继续说明："一个人如果每天没有3～4次排便，这些胆汁和油脂又会倒吸收回肝脏内，不仅污染肝脏，也加重它的运行负担，要加倍地将废物送到胆囊；于是过多的废物开始阻塞胆管，久而久之便凝结成胆沙、胆结石，阻塞胆汁的流通。胆囊阻塞，肝脏废物不能再送进胆囊，肝脏过度污染，如此恶性循环下，很容易受到细菌和病毒的感染，使肝脏持续发炎。"

听到会有如此严重的后果，他急着问："那要怎样才能将胆囊囤积的沙子、结石清除干净呢？"

我说："这不难，只要4天的时间，就能将胆囊的沙、石清除掉了。但在排除胆囊沙、石前，你一定要先达到天天有3～4次的排便频率。"

这位急性子先生忍不住又抢着发问："我每天都有1次排便啊，我的医生还曾称赞我，能保持每天排便非常难得。因为他的病人有时三五天才会排便1次呢！所以为什么一定要一天有3～4次排便量呢？一个人又怎样才能一天有3～4次排便？是拉肚子吗？"

为了解除他诸多疑惑，我详细说明："因为我们的大肠结构分为升结肠、横结肠、降结肠及直肠4个部分，总共有4个弯。而每一个弯代表需要1次排便量，才能将昨天的老旧废物全部排出，避免废物毒素倒吸回肝脏内；

而天天有4次排便，消化系统才会有空间，好让胆囊的沙、石容易进入肠内，排出体外。

"许多人以为每天有1次排便就足够了，并不是这样。况且要达到每天最少3次排便也不难，只需备有纤维粉和黑芝麻粉（或白芝麻粉）。每天将2大匙纤维粉和3大匙芝麻粉加入1大杯（360毫升）果汁（也可用白开水、豆浆、杏仁奶或米浆代替，冷的或微温的都可以）搅拌混合后，立刻喝下；而且一天喝3次（三餐饭前、饭后或任何时候）。此外，一天内还要喝8～10杯的好水（250毫升/杯），直到天天至少都3次排便量，就可以进行清除胆结石的步骤了。"

听到这儿，他又打断我的话："那怎么知道我有没有胆沙或胆结石？又该怎么清除胆沙或胆结石呢？"

我说："如果按照一般人日常的饮食方式，没有特别严格要求的话，每个人一天会吃超过一次的煎、炸、炒或烧烤类的食物，所以每个人体内或多或少都会有胆沙或胆结石存在，只是没有严重到让你察觉而已。至于只需要花费4天就能将胆结石清除掉，听起来似乎不可思议，但事实上是有方法的。而且通常第一天、第二天、第三天都没有什么感觉，因为这三天只是将胆囊和胆结石软化；到了第四天，才会从早上到下午不停地出现腹泻、水泻的情形，而胆沙、胆结石就在腹泻、水泻时跟着流出来，浮在马桶的水面上。胆结石一般是青色或青黄色，有的大如蚕豆，有的小如绿豆或呈沙状。

"所以，你准备清除胆沙或胆结石时，要先算算看，哪一天会待在家里休息，不外出。比方说，你星期一会在家休息，就从星期五一早开始执行；到了第四天出现腹泻情形，刚好是星期

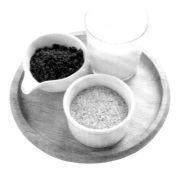

▲将纤维粉、芝麻粉加入豆浆混合均匀后饮用

一，这样就不会造成困扰和不便。"

我一边为他写下了详细的步骤及方法（请参阅第168页），一边解释清楚："当胆结石排出后，胆囊就疏通了，留在肝脏多时的毒素就会倾巢流入胆囊内，再送进消化系统，好排出体外。所以，这个阶段再补充蔬果汁及正确的营养品，能更有效地净化肝脏毒素，维护肝脏健康。"

注意，如果有乙肝超过10年，最好做完第一次排胆石3个月后，再做第二次排胆石。务必让胆汁流通无阻，才能让免疫军队进入消灭病毒。

蔬果汁排毒计划

渐渐听出心得的他，急忙想知道有益健康的蔬果汁需要准备哪些材料。以下是我为他开的蔬果汁食谱及制作方法：

净化血液蔬果汁

分量：一天6~7杯	口感：微酸带甜

材料：

· 蔬菜

全红番茄2个、胡萝卜1根、大型甜菜根1个、芦笋5根、紫甘蓝数片、苜蓿芽1/2杯

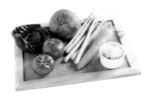

· 水果

梨子或青苹果1/2个、青柠檬1个、牛油果1/2个（连核）、枸杞3大匙

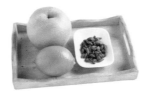

· 香料

香菜5小根、欧芹5小根、带皮老姜约5片、新鲜或干燥迷迭香少许、姜黄粉1小匙

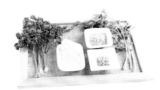

· 种子

亚麻籽2小匙、芝麻（黑或白皆可）2小匙

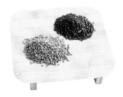

· 好水

活性水2杯（约500毫升）

· 营养补充品

卵磷脂2小匙、蜂花粉2小匙、绿藻15粒

做法：

❶ 所有材料清洗干净，切小块；青柠檬去籽挤汁，备用。

❷ 把活性水倒入2200 W以上的蔬果机内，再放入所有蔬菜、水果和绿藻，一同搅打2分钟成汁；再打开盖，加入卵磷脂、蜂花粉，续打约30秒，即可饮用。

午晚餐饮食计划

我也提供了适合他午餐和晚餐的食谱。此外，我建议他午餐每星期可吃1～2次清蒸鱼（种类不限，最好是深海水鱼）或鱼汤，或者水煮全熟有机蛋。晚餐可以吃和中餐一样的1大盘生菜沙拉，如果还没饱腹感，吃完再吃半碗五谷豆米饭，或将1个朝鲜蓟（百叶蓟）清蒸或煮汤来吃。

晚餐建议进食顺序

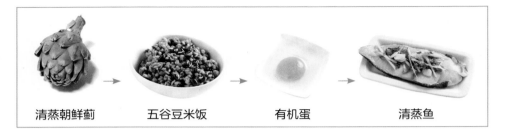

清蒸朝鲜蓟 → 五谷豆米饭 → 有机蛋 → 清蒸鱼

全生蔬菜沙拉

材料（分量随意，除非有特别注明）：

·蔬菜

全红番茄、胡萝卜、大型甜菜根、芦笋、西芹、紫甘蓝、大黄瓜、苜蓿芽、牛油果、切丝的海带、稍微发芽的豆、切碎的蒲公英、枸杞

·沙拉酱汁

香菜、欧芹、带皮老姜片、新鲜或干燥迷迭香少许、姜黄粉、亚麻籽粉、芝麻粉（黑或白皆可）、冷压橄榄油或MCT椰子油、青柠檬汁、黄柠檬汁及少许有机苹果醋

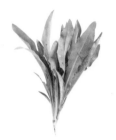

▲蒲公英

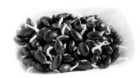

▲发芽黑豆

做法：

❶ 全部材料清洗干净；番茄切片；胡萝卜切丝；甜菜根去皮，刨丝；西芹、芦笋切段；大黄瓜带皮切小块；与黄豆芽一起，都放入容器中。

❷ 全部的酱汁材料放入小碗中，混合均匀，淋在处理好的蔬菜上，即可食用。

Dr. Tom Wu健康小叮咛

★ 发芽豆类可在有机商店买到，也可买豆类回来自行发芽

★ 蒲公英含有很多维生素A和维生素C。可入菜也可作药，其嫩叶和茎可以凉拌、煮汤或炒熟来吃。李时珍《本草纲目》中记载："蒲公英主治妇人乳痈肿，水煮汁饮及封之立消。解食毒，散滞气，清热毒，化食毒，消恶肿、结核、疔肿。"

★ 朝鲜蓟又名百叶蓟，是和蒲公英、乳蓟同科的蔬菜，可解肝毒、通胆囊，对于肝炎、肝癌保健颇有成效。若不易买到新鲜百叶蓟，也可服用相关浓缩营养素的胶囊

营养品补充计划

除了以上早、午、晚餐的食谱，我也建议他补充适量充营养品：

★ 帮助调节免疫系统的营养品。

★ 帮助肝脏解毒的营养品。

★ 帮助修补肝细胞膜，含有亚麻籽油提炼的基本油酸的营养品。

★ 帮助清理身体内水环境和油环境毒素的硫辛酸营养品。

★ 提升免疫系统的灭菌力、增强巨噬细胞活性，消灭病毒和病菌的营养品。

★ 帮助增加胃酸的营养品。

★ 帮助消化，含各种消化酶成分的营养品。

按摩和运动计划

除了指导他吃对东西和配搭营养品外，我也教他几招简单却效果明显的

运动和按摩法。

★ 每天按摩足底2次，做细胞跳舞运动1次。按摩足底的肝脏反射区、胸腹处的肝脏部位，和仰躺在地上做全身的左右摇摆运动，有助于肝脏保健。做完以上按摩三部曲后，慢慢地喝1大杯温的活性水或人参茶，来帮助身体加速排毒。

★ 在强阳光下快步走。每天在强阳光下快步走20～30分钟，是调理五脏六腑功能最有效、最便捷的方法，同时也感受大自然的温暖和恩典。

肝脏保健按摩

按摩步骤：

· 按摩右脚底的肝脏反射区

1. 将优质按摩油涂在右脚底肝脏反射区（如图），用双手大拇指上下推动按摩，直到按摩油被全部吸收。

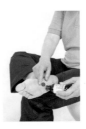

2. 双手大拇指对着反射区每一个小部分用力地按下、松开、按下、再松开，这样各9下，直到整个反射区都按摩到位。

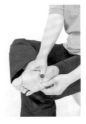

3. 足底反射区的按摩大约1分钟，一天2～3次。按摩足底反射区有疼痛处，更要大力地按多几下。按摩完足底，再按摩胸腹的肝脏部位。

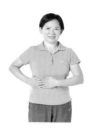

· 按摩胸腹的肝脏部位

1. 将优质按摩油滴在双手掌心，左手掌放在肝脏部位的前面，右手掌放在肝脏部位的后面。

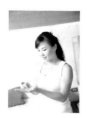

2. 左手掌按顺时针，右手掌按逆时针，一起以圆圈的方式稍微用力按摩49下。

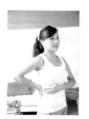

3. 左手掌改逆时针，右手掌改顺时针，一起以圆圈的方式再按摩49下。

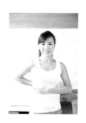

· 细胞跳舞运动（见第三部分"对症调理运动"第9式）

仰面躺在地上，双手放直在身体两侧，手背朝天，双足伸直。闭上眼慢慢地左右摇摆尾骨，带动臀部也左右摇摆，这时双脚和头部也顺势左右摇摆。摇摆次数可慢慢增加，开始只做18～36下，适应后可逐渐加至几百下。摇摆停止后，继续躺着，感受到细胞像蚂蚁般跳动1分钟，再站起来。

疲倦个案参考（饮食/营养品/运动/生活计划）

疲倦大多是持续体力、脑力消耗，或各种心理、生理因素造成的。它干扰了许多人的日常起居运作。有些人疲倦是因为晚上睡不好，白天无精打采；有些人疲倦是患抑郁症引起的；还有些人是因为体内毒素过多。若不针对疲倦的病因来改善，日后可能引发抑郁症、帕金森病、失智症。加上其他健康因素，还会成为许多疾病的易感群体。

不管怎么说，疲倦是身体警铃亮起了红灯，告诉你身体能量的不足和不平衡。能量不足和不平衡会使免疫和自愈系统无法发挥功能，来攻击敌人及修复受伤的细胞，也会使五脏六腑功能失常，也就是百病的开端。

为什么身体会能量不足？是因为长期没有供应它需要的营养食物，反而供应它不需要的食物。供给身体不需要及没营养的东西，会阻碍血液运输营养给全身的细胞。细胞没有营养，就不能生产能量。没有能量的细胞会生病、疲倦，甚至死亡；人体由60兆细胞组成，所以人也会疲倦、生病。

只有立刻采用正确的饮食和生活方式，才能彻底解决疲倦的困扰。以下是一个典型例子，供大家参考。

【学佛之人，O型血】病人自述

我是一位虔诚的佛教徒，平日生活作息规律正常，而且十分注重健康。有一次，我在法国听了一场与生机饮食相关的演讲，主办单位邀请了吴永志博士担任主讲人。吴博士关于健康生活及饮食的观点，让我深受震撼。

会后，我走上前去，把一直困扰我的问题向吴医师请教："吴医师，我的饮食很简单，作息也很正常，但不知为何常常感觉很疲倦。即使休息了很长时间，身体却似乎没有获得该有的能量。"

听了我的话，吴医师请我脱掉左脚的鞋子和袜子，看了以后问我："师父，请问一直以来，你的血压是不是偏低？"我惊讶地叹道："哦，您真厉害，只看了我的左脚就知道我的血压过低。"

他又问我："师父，你的血型是O型吗？"这次我更感到不可思议："是的，我的血型是O型，请问您是如何得知的呢？"吴医师说："其实并非我有什么神通，而是这个道理很简单。你之所以常常觉得很疲倦，是因为没有供应身体所需要的东西，让身体的每个细胞能正常工作；反而常常供应身体不需要的东西。长期下来，身体没有具备该有的营养，来转变成能量和排毒，所以你才会感觉虚弱无力。"

我听了颇有领悟，频频点头。吴医师继续针对我的生活作息，告诉我很多在饮食、运动上的注意事项。他体谅到我身为佛门子弟，有许多规范需要遵守，而且起居是集体性，不能个别选择，因此要我立刻停止将不该吃的食物送进身体。我们出家人平日主要是吃煮熟的蔬菜，所以他并没有建议我特别吃些什么食物，或是一定要打蔬果汁来喝，只嘱咐我小小调整一下饮食以及生活习惯，则疲倦的感觉就会好转。

停止吃有害毒素

首先，他在饮食上要特别注意：

★ 停止吃牛奶制品：牛奶、酸奶、奶酪、比萨、蛋糕等，都不适合吃。因为这些食品中含有人工激素的残留，会干扰人体甲状腺激素的分泌，影响其新陈代谢的功能。

/185

★ 停止吃油腻食物：煎、炒、炸、烤、烧类的食物，都不适合吃。这类食物会产生自由基，破坏血管壁和细胞膜，使其发炎、肿大，阻碍血液循环，使排毒减慢。毒素越多，就会越疲倦。

★ 需吃少许肉类：O型血的人需要吃些肉类，牛、羊、猪、鸡、鸡蛋或海鲜，这些动物性蛋白质都很不错，就算只吃少许也可以。他由于宗教的关系，不能碰荤食，那就要加强补充多样化的植物蛋白质（即各种稍微发芽的豆），而不是餐餐只有豆腐。

除了不再将上述毒素送进身体，我也建议他在可能的情况下，用2200 W的蔬果机打蔬果汁。让丰富的植物生化素来促进排毒、净化血液，让干净的血液提供全营养给免疫和自愈系统以及每个细胞，来保护身体的健康。饮用营养丰富的蔬果汁能消除疲倦，恢复精力。

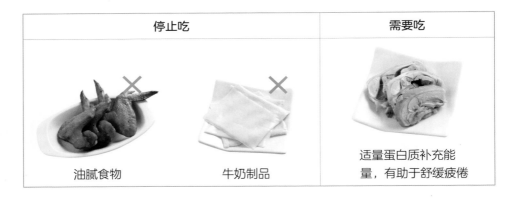

停止吃		需要吃
油腻食物	牛奶制品	适量蛋白质补充能量，有助于舒缓疲倦

此外，读者若想知道更彻底的O型血食疗，不妨参阅我的另一本《不一样的自然养生法》，里面有详尽的介绍和说明。

早餐及全天蔬果汁计划

活力蔬果汁

分量：一天6～7杯	口感：酸甜

材料：

· 蔬菜

全红番茄2个、胡萝卜1根、中型甜菜根1个、西芹1/2根、玉米粒1/2杯

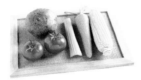

· 水果

猕猴桃2个、蓝莓1/2杯、百香果2个（或红心火龙果1/2～1个，或菠萝2大片）

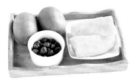

· 香料

香菜3根、小茴香子或粉1/2匙、老姜连皮2～7片（手脚体温正常者2片，手脚冰冷者3～7片或更多）、姜黄粉1小匙、黑胡椒粒5～25粒（只给低血压及手脚冰冷者，分量可由5粒慢慢增加到最高量，直到血压为正常80/120毫米汞柱及手脚温暖为止）

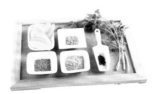

· 种子

亚麻籽2小匙、黑芝麻3小匙

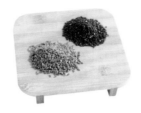

· 好水

2杯活性水

· 营养补充品

卵磷脂2小匙、蜂花粉3小匙

做法:

❶ 所有蔬菜及水果洗净;甜菜根、猕猴桃去皮,切小块;胡萝卜切小块;西芹切小段;百香果挖出籽连白膜,备用。

❷ 把活性水倒入2200 W以上蔬果机内,放入所有蔬菜、水果、种子,一同搅打2分钟成汁;再打开盖,加入卵磷脂、蜂花粉,续打约30秒,即可饮用。

 Dr. Tom Wu健康小叮咛

★ 如果以前从没吃过蜂花粉,可以从1/8小匙开始,逐渐加量到每次3小匙,一天3次。这样可以避免不良的敏感反应。

午晚餐饮食计划

★ **先吃些酸味的水果。**例如,青苹果、青色猕猴桃、青色阳桃、半熟菠萝、草莓、百香果、橙子,或喝1杯不加糖或蜂蜜的柠檬汁和1杯微温水。因为这些酸味水果含有很高的抗氧化剂维生素C,会激发胃脏生产胃酸,来预备消化和吸收食物。

★ **再吃1盘全生的蔬菜。**需要种类多、颜色丰富的食材,分量随意。如果不喜欢冰冷的全生蔬菜，可以先将热水煮沸，将生食材倒入滚水中烫30秒～1分钟。这样可去除冰冷的感觉，也不会破坏酶素、维生素等营养，反而会使酶的活性提升数倍。

★ 最后吃煮熟的任何喜欢食物。例如：五谷豆米饭，或符合你血型需要的适量动物蛋白质。

吃完午餐后，慢走10分钟，休息30分钟。用此方法来充电，让下午更有精力完成工作。

午晚餐建议进食顺序

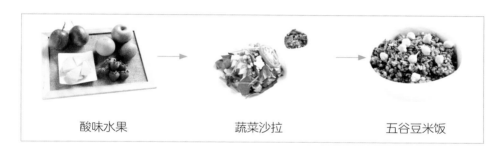

| 酸味水果 | 蔬菜沙拉 | 五谷豆米饭 |

运动和按摩计划

O型血的人需要每天做适量运动，或用体力的工作。但像上述案例中的佛门之人，大多数时间都坐着念经，很少运动。这样血液不能舒畅地流通，当然会感觉疲倦，人显得无精打采。

★ 每天在强阳光下做15～20分钟"357快步走"运动。在走路时快速吸气3秒，闭气5秒，慢慢吐出7秒；而且每走5分钟，坐下来休息5分钟。15～20分钟是指"走"的时间，并不包括"坐下来"的时间。因为又要走又要坐，所以最好在公园内做这个运动。

357快步走呼吸要点

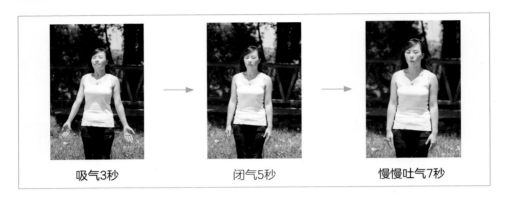

| 吸气3秒 | 闭气5秒 | 慢慢吐气7秒 |

★ 按摩推拿。在公园"就坐"时，用双手大力地推拿按摩大腿根部（腹股沟）、两侧胸下肋骨、膻中穴、锁骨凹处及双腋下，让血液能将营养输送到淋巴结，即免疫系统军队的集中营。

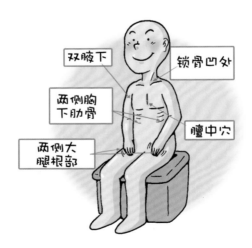

▲ "就坐"时进行推拿按摩，让血液顺畅输送到身体各部位，增强自愈系统

免疫系统军队可吞噬细菌、病毒和废物，自愈系统的淋巴细胞可及时修补破损的细胞，而快步走和按摩可以打通补给线。我们给身体摄入齐全的植物生化素等营养后，通过这三个功能可让每个细胞获得完整的养分和能量，

疲倦感自然会消失，病根也自然会解除。此外，在强阳光下快步走，会使脑细胞制造大量的血清素（Serotonin）和多巴胺（Dopamine），可以改善疲倦、抑郁症、失智症、帕金森病，以及睡眠质量。

营养品补充计划

但为了彻底解决疲倦的问题，我还建议他补充几种营养品：

★ 帮助素食人群增强精力的维生素B₁₂。

★ 帮助增加血液循环、增强心脏功能的营养品，如辅酶素CoQ10。

抑郁症、失智症、帕金森病的改善方法

若患有抑郁症、失智症或帕金森病而感到疲劳，除了以上吃法、做法及补充营养品，还要每天吃加了各种微发芽豆类的五谷或十谷豆米饭，来增加色氨酸等人体必需氨基酸摄入，便于脑细胞制造更多的血清素和多巴胺。有充足的血清素及多巴胺，就能镇定神经，易于安眠，改善抑郁症，平复帕金森病的手脚颤抖，和改善失智症的记忆力。同时绝对不能吃粉制品、甜品及甜味水果。

此外，可以补充以下的营养品：

★ 含高量天然多巴胺成分的藜豆营养品

★ 含亚麻籽油酸成分的营养品

★ 含辅酶素CoQ10成分的营养品

★ 含烟氨酸（nicotinamide或niacinamide）成分的营养品

★ 含中链甘油三酯（MCT）的椰子油。可在生菜沙拉及五谷豆米饭中加入优质的油，如只含MCT的椰子油。它会将人体内的脂肪细胞转变为酮类（ketones）来生成能量。正常人的脑细胞会利用葡萄糖（glucose）和谷氨酰胺来产生能量，完成神经信号传递的运作。抑郁症、失智症者的脑细胞无法善用葡萄糖和谷氨酰胺，反而容易用酮类来产生能量，完成正常信号的传递。科学家也发现，用酮类产生的能量比用葡萄糖产生的能量还多25%，这样刚好可以弥补抑郁症、失智症者常常感觉能量不足的缺点。椰子油用法如下：将3小匙纯椰子油和4小匙椰子油提炼的MCT油混匀后，加入蔬果汁、沙拉和豆米饭来吃；一天3次，就能收到改善的效果。

　　当然，也不要忘记按摩足部相关的反射区。用优质按摩油涂于双足的所有脚趾，之后大力地按压、揉捏所有脚趾。每次1～2分钟，一天3次。

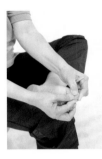

▲ 按摩脚趾反射区，可帮助末梢神经活跃，促进血液循环，提升身体机能

代谢系统

甲状腺功能亢进个案参考（饮食/营养品/运动/生活计划）

　　甲状腺功能失常有两种，一种是甲状腺功能亢进（Hyperthyroidism），简称"甲亢"；另一种是甲状腺功能减退（Hypothyroidism），简称"甲减"。甲状腺功能失常者中，甲减占多数，只有5%～10%的人是甲亢。

　　甲状腺是人体所有腺体的总司令，统管腺体内分泌的激素。它也是免疫系统的源头，如果它出错，就是免疫系统出错。甲状腺功能亢进，免疫系统就紊乱亢进；甲状腺功能减退，免疫系统功能也下降，无法发挥打击敌人的红灯警铃。

无论是甲亢还是甲减，都说明身体毒素过多。过多的毒素积累会导致甲减，而过多的致癌毒素会诱发甲亢。

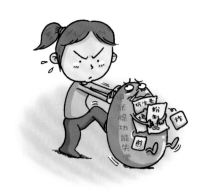

甲状腺管理人体的新陈代谢和体温。代谢过慢会使人发胖，而代谢过快会使人消瘦。甲状腺的主要原料是碘、硒、锌。正统医学治疗甲减是补充人工合成的碘药物，治疗甲亢则用放射碘消灭部分甲状腺细胞、组织。

其实甲亢或甲减都需要补充碘、硒、锌，尤其是碘。因为碘和溴都属于卤素（Halogens），化学结构比较相似。现代人喜欢天天吃含溴高的粉制品，使体内长期溴金属过多，而让甲状腺的碘接收器（Iodine receptor）误把溴当作碘。吸收过多无法使用和代谢的溴，就导致甲状腺功能失常，甚至长肿瘤。

所以要想恢复甲状腺功能的正常运作，只需彻底放弃粉制品，放弃一切打抗生素的动物蛋白质及一切煎、炸、炒、烤、烧类的食品。这样就已经好了一半。以下是一个典型的案例。

【女性，B型血】病人自述

我一向很健康，也每天按时服用健康食品，所以过去40年，连一次小病都不曾生过；直到最近几个月，心脏有时会突然跳动得很厉害，但5秒后又恢复正常，也没感觉有什么地方不舒服。这种情况一天会发生好几次，而且在这几个月内，我变得很容易暴躁，经常发脾气和牢骚，到了夜晚也很难入睡。

我曾看过医生，也验过两次血，两次的检验结果都显示促甲状腺激素（TSH）过低，第一次是0.5微国际单位/毫升，第二次是0.9微国际单位/毫升。证实是甲状腺功能过度亢进，产生过多的甲状腺激素，而导致心脏莫名加快跳动。因此医生要求我要避开一切含有高碘的海鲜食物，因为碘越多，甲状腺就会制造越多的甲状腺激素；另外还建议我服用放射碘，以缓慢及减少甲状腺激素的产生。

可是我对服用药物十分抗拒，因为我身边有几个朋友以前也得过甲亢，并服用放射碘药物。不知是否是长期服用的关系，他们出现肥胖、糖尿病、情绪底潮、常常疲倦等病症。

后来我从朋友口中得知，只要彻底改变以往错误的饮食及生活习惯，就有机会让身体的本能改善疾病。我求助吴医师，他问我血型是不是B型，这让我大吃一惊，因为我确实是B型。之后，他教了我很多以前未曾听说过的饮食观念，什么该吃、什么不该吃，并教我打蔬果汁来喝，以清除体内的毒素。此外，他也建议我适当补充营养品。

实行8个月后，我的身体越来越健康，再回医院检查时，甲状腺功能已经恢复正常了。

当这位女士来找我时，说话又快又急，讲到激动处，还一副要从椅子上跳起来的样子。我适时提醒她喝点水、停一下，她的心情才稍稍平复。听完她的叙述，我耐心地告诉她甲状腺的运作方式。当人体的自愈系统感知危险时，会通知甲状腺加倍、加速地制造甲状腺激素，来提高五脏六腑的运作和排毒。我们必须先厘清一个观点：是体内的致癌毒素过多，才激发甲状腺功能亢进；而不是甲状腺的细胞、组织过多，才产生过多的甲状腺激素。

所以，将血液中的致癌毒素排出体外，甲状腺自然就会恢复正常功能！而要想将血液中的致癌毒素排出，必须停止向体内输送一切毒素。因此，我叫这位女士务必听从以下建议。

停止吃有害毒素

★ **每周只吃2次动物性蛋白质。**她必须停止每天吃肉的习惯，每周最多吃2次，包括海鲜、蛋类、鸡、鸭、牛、羊、猪的肉类及肉汤，且最好吃无污染的深海鱼（如鲑鱼、鳕鱼、金枪鱼和水煮罐头沙丁鱼），而不是养殖鱼类（如人工养殖的金枪鱼、虾类）。因为大部分肉类、养殖鱼类都会施打激素促进快速生长，人体摄入会影响甲状腺不正常地制造甲状腺激素。只有无污染的深海鱼类没有打针、喂药的问题，而且含有很高的碘，才能支持甲状腺正常工作。

 Dr. Tom Wu健康小叮咛

★ 许多人误以为，有甲亢的人不能吃海鲜；因为海鲜有很高的碘含量，会让甲状腺制造更多的甲状腺激素，从而引起心跳加速。其实并非如此简单！

★ 甲状腺激素是由碘和氨基酸等组成的；当甲状腺功能亢进而制造过多的甲状腺激素时，它就需要更多的碘，否则会因发热、发炎而受损。所以这时应该提供更多的碘来支持它工作，而海鲜类、海藻类正好拥有丰富的天然碘，应该多加补充。

★ 除了补充碘，甲状腺也需要大量的基本油酸来减少它的过度发热。用车子打个比方，我们都知道，汽车需要汽油和机油，才能在路上奔驰；如果油箱里没有汽油和机油来运作机器，那么车子根本发不动、跑不了。甲状腺就好比人体的油箱，而汽油就是碘。平时，甲状腺需要补充碘和其他营养素，如硒、锌、铜、B族维生素和基本油酸EFA，才能正常工作。

★ 甲状腺功能亢进的人要天天多吃能抑制甲状腺的十字花科的蔬菜，如西蓝花、紫甘蓝；也多吃核桃、杏仁、玉米，尤其是红皮的小白萝卜、木薯（树薯）、杏果及桃子。

★ 停止吃牛奶制品和粉制品。因为奶制品多半含有激素的残留，会使甲状腺功能失常。而无论早餐速食麦片，还是面包、面条、馒头、包子、米粉、河粉、蛋糕、饼干等粉制品，都含有大量的糖分、反式脂肪酸、化学添加剂及溴化物。这些都是致癌的毒素和长瘤的物质。

★ 停止吃煎、炸、炒、烤、烧类的食物。这些食物含有过高的游离基，会破坏身体的细胞膜，带来细胞的变异及出轨，最终是癌症的开始。而粉制品与煎、炸、炒、烤结合，更是让甲状腺运作疲惫不堪，自愈系统无法生效，已有甲亢的人士不可一错再错。

建议停止吃

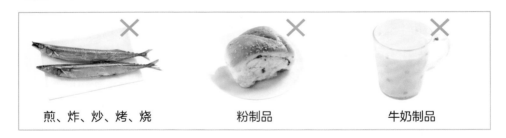

| 煎、炸、炒、烤、烧 | 粉制品 | 牛奶制品 |

早餐及全天蔬果汁计划

除了改正错误的饮食，在9个月内将这红色警铃按停，我也要求这位女士每天喝6～7杯蔬果汁，来帮助净化体内血液的毒素。

净化血液蔬果汁

分量：一天6~7杯	口感：酸涩

材料：

· 蔬菜

全红番茄1个、带青色的樱桃小番茄5颗、胡萝卜1根、中型甜菜根1个、芦笋5根、包菜心3个（或玉米1根）、海带1/4杯

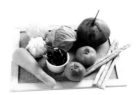

· 水果

猕猴桃2个、杏果2个（或桃子2个）、黑莓1/2杯（或覆盆子1/2杯）、青柠檬1个

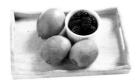

· 香料

香菜2小根、欧芹5~7小根、连皮老姜2~5片、姜黄粉1小匙、香茅少许（如果没有，可以用紫苏5叶代替）、丁香粉或小茴香粉1小匙（可任选一种，轮流更换）

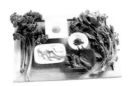

· 种子
亚麻籽2小匙、黑芝麻3小匙

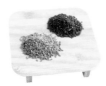

· 好水
活性水2杯

做法：

❶ 所有材料清洗干净；甜菜根、猕猴桃去皮，切块；杏果去核、切块；青柠檬去青皮；芦笋、海带切段；包菜心切丝（或玉米切粒，去心），备用。

❷ 活性水倒入2200 W以上的蔬果机内，放入所有蔬菜、水果、香料、种子，一同搅打2分钟成汁，即可饮用。

午晚餐饮食计划

午餐要吃1大盘种类多、颜色丰富的全生蔬菜沙拉；晚餐的沙拉食材同午餐一样，只是分量减少。晚餐吃完1小盘生菜沙拉后，如果感觉不饱腹，可以再吃点五谷豆米饭。

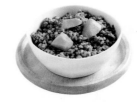

▲五谷豆米饭可变换不同的食材，如红薯、南瓜或各种发芽豆

另外，每隔2～3天，可以吃60克深海鱼；或1个全熟的水煮蛋，蛋白、蛋黄都要吃。吃深海鱼时，只能吃清蒸鱼或鱼汤，且都要加老姜丝、大蒜片和切细的香菜，最好是没有番茄汁的水煮罐头沙丁鱼2条。

全生沙拉

材料（分量随意，除非特别注明）：

·蔬菜

全红番茄、小粒带青色的樱桃番茄、中型甜菜根、西芹、海带、红皮小白萝卜、微发芽的黄豆、玉米粒、包菜心、西蓝花

·沙拉酱汁

香菜末、欧芹末（越多越好）、带皮老姜末、迷迭香粉、九层塔末、紫苏叶末、紫菜、小茴香粉1小匙、核桃碎片、黑芝麻粉、冷压初榨橄榄油（或椰子油、亚麻籽油、石榴油、牛油果油，轮流变换）、有机苹果醋、青柠檬汁、黄柠檬汁、新鲜朝天椒切细碎

做法：

❶ 全部材料清洗干净；番茄、小番茄、红皮小白萝卜切片；甜菜根去皮，刨成丝；包菜心切细；西蓝花切小朵；海带切丝；西芹切块状；玉米切粒去心，和黄豆芽一起放入容器中。

❷ 全部酱汁材料放入小碗中，调成酱汁，淋在处理好的蔬菜上，即可食用。

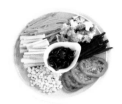

▲生菜沙拉的食材，每天都可添加不同的蔬果变换口味

 Dr. Tom Wu健康小叮咛

★ 除了食谱里的材料，还可加入猕猴桃、有籽麝香红葡萄、桃子、杏果、油桃，或其他自己喜欢的水果，让沙拉的风味更佳。

运动和按摩计划

★ 每天在强阳光下快步走20～30分钟。也可在早上及黄昏温和的阳光下轻松散步半小时。强阳光下快步走是最安全、经济的运动，因为阳光可以帮助强化免疫力及修复身体损坏的细胞。

★ 每天按摩脚底甲状腺反射区。

甲状腺保健按摩

按摩步骤：

1. 找到甲状腺位于双脚底的反射区，在反射区上均匀涂上按摩油。

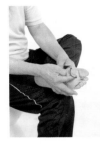

2. 以大拇指指尖用力向骨头处按压甲状腺反射区，按摩30～40秒；痛的地方多按几下，两只脚都要按，一天2～3次。

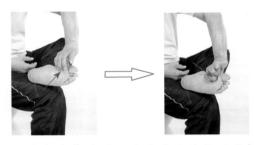

3. 按完足部，以大拇指指尖稍用力向骨头处按压喉部的甲状腺，按摩30～40秒，痛的地方多按几下，一天2～3次。

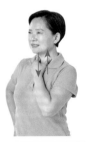

营养品补充计划

以下是我建议她补充的加强甲状腺功能的营养品：

★ 帮助润滑甲状腺，以免过度发热、发炎，并保养血管的必需油酸营养品。

★ 帮助保护心脏和血液循环的辅酶素营养品。

★ 帮助清除身体内水环境和油环境毒素的硫辛酸营养品。

★ 帮助肝脏排毒的营养品。

甲状腺功能亢进会加速新陈代谢，使心脏跳动过快而不适，辅酶素能保护心脏，使其正常运作。除了该补充的营养品，同时我也提醒她不要忘记每天喝6～8杯活性水，帮助净化和平衡血液的酸碱性。

我相信这位女士如果照着我的建议实行6～9个月，身体内的毒素就有机会被清除干净，甲状腺也会恢复正常功能。果然，8个月后，这位女士就来电向我报喜了。

 Dr. Tom Wu健康小叮咛

★ 所有十字花科的蔬菜，如西蓝花、花菜、紫甘蓝、孢子甘蓝、包菜、芥菜、白萝卜等，都具有抑制甲状腺及降低甲状腺激素过量分泌的功能。如果有甲状腺功能亢进，记得三餐要多加食用这些蔬菜；甲状腺功能恢复正常后，也要适量地食用，如隔天吃1次。它们都含有高量抗癌的植物生化素，对于防治乳腺癌、卵巢癌、肺癌、前列腺癌、胰腺癌及胃癌都有帮助。

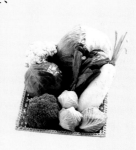

★ 核桃、花生、松子、桃子、红皮小白萝卜、木薯、玉米等，也有助于抑制甲状腺功能亢进，可以多吃。但甲状腺恢复正常后，就不要再吃这些食物，或一星期偶尔地吃1～2次，以免演变成甲状腺功能减退。

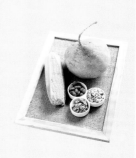

甲状腺功能减退个案参考（饮食/营养品/运动/生活计划）

现代的饮食习惯和生活方式，使越来越多人患上甲状腺功能衰退和甲状腺功能亢进。医学研究统计，甲状腺失调者中，95%个性较强势的人得的是甲状腺功能减退，另外不到5%得甲状腺功能亢进。但不管是甲亢还是甲减，去看医生只会让你终生服药受苦，最终还可能患上抑郁症、焦虑症，甚至癌症。所以，为了健康着想，千万要仔细衡量治疗方法。只有彻底地实践生机饮食方为上策。

【11岁女性，AB型血】作者代述

有一位女士带着女儿来到我的中心，一坐下来就向我诉苦："吴医师，我的女儿今年11岁，体重高达60千克。家庭医生诊断后，告诉我们她有2型糖尿病，必须服用控制血糖的药物。我和我的先生简直无法相信，认为是医生误诊，糖尿病不是只有老人才可能有吗？我女儿只有11岁，就必须靠吃药过一辈子，真是太残忍了！"这位心急如焚的母亲说到激动之处，眼眶泛出了泪光。

"我们夫妻俩烦恼了许久，总认为应该有别的办法。朋友看到我每天愁眉苦脸的，便叫我带女儿来见你。她说你从来不治病也不开药，只根据左脚透露出的讯息，就能建议病人该吃哪些食物、喝什么蔬果汁和营养补充品，同时也会教导病人怎样改变生活习惯，或是按摩脚底来解除病痛。而且病人只需来看一次就够了。"

她平复了一下心情后，继续说："这对我来说真是天大的好消息！我迫不及待地带女儿来见你，希望让她彻底重拾健康。我好想再听到她开朗的笑声。"

虽然我的孩子们都已长大立业，但我很能体会做父母的心疼，不忍看着子女受病痛折磨。我请面前这位小女孩脱掉左脚的鞋子和袜子，把她的脚端详过后，转头询问她母亲："她的血型是不是AB型？"

这位女士回答我："不好意思，因为从来没有检验过，所以我不清楚；但我丈夫的血型是AB型，我的是A型。"

我笑着对她说："没关系，但你的女儿确实有糖尿病，同时也有甲状腺功能减退的问题。"

这位女士很惊讶地打断我的话："但我们家庭医生看过检验报告，说她的促甲状腺激素TSH数值为3微国际单位/毫升，属于正常范围啊。"

我回答说："TSH是3的话，以西医的诊断标准是属于正常范围；若以自然疗法评估，甲状腺正常范围是1.2～1.8微国际单位/毫升，所以3微国际单位/毫升已经高了。而TSH数值越高，代表甲状腺功能越低。你不妨以肉眼仔细观察一下你女儿的喉咙，是否比较肿大？"这位女士立即伸出手摸了女儿的颈部和喉部，然后泄气地说："你说得对，我女儿的喉咙真的摸起来肿肿的。"

"所以，要医好她的糖尿病，必须先医好甲状腺问题。因为甲状腺管理新陈代谢、心脏、胰脏、肝脏、肺脏等的工作；而糖尿病是代谢失常，是甲状腺的工作范围。医治好甲减，就能治好糖尿病。而要治好甲减，你的女儿就要配合以下健康处方。"

停止吃有害毒素

★ 停止吃煎、炸、炒、烤、烧类的食物：以这些方式烹调的食物，是引起甲状腺功能减退的原因之一。

★ 停止吃肉类和养殖鱼类：大部分肉类和养殖鱼类，为了避免生病和确保产量，难免会在其饲料中混入激素。我们吃了这些肉类、鱼类，过多的激素沉积在身体内，会引发甲状腺功能失常及低下，带来肥胖、抑郁症等。

★ 停止吃奶制品：牛奶、奶油、奶酪、比萨、冰激凌、酸奶、巧克力等奶类制品。它们含有酪蛋白和麸质（gluten），会激发胰岛素不平衡分泌及甲状腺失常，引发糖尿病及甲状腺功能减退。

★ 停止吃粉类制品：面包、面条、馒头、油条、蛋糕、早餐谷麦片、饼干等。它们虽然口感美味，但含有过量的糖分、油脂，尤其是含有麸质。麸质的分子结构和甲状腺组织的分子结构极相似，会引起免疫抗体攻击甲状腺，带来甲状腺功能减退和桥本氏甲状腺炎（Hashimoto thyroiditis）。

★ 停止喝汽水、玉米糖浆、蜂蜜，吃花生酱、以及含糖及添加剂的食物：这些都会使糖尿病的病情加倍恶化，加速甲状腺功能下降。

★ 暂时不吃十字花科蔬菜：西蓝花、花菜、紫甘蓝、孢子甘蓝、白萝卜、红皮小萝卜（radish）、树薯、核桃、花生、花生酱、松子、玉米等。这些食物都会抑制甲状腺功能，暂时不要再吃。

★ 暂时不吃甜的水果：大多数水果都含高糖分，暂时只能吃猕猴桃、青柠檬、黄柠檬、蓝莓、草莓、枸杞等水果。这些可以帮助肾脏及肾上腺功能控制排尿的状况，以及平衡甲状腺的功能。

早餐及全天蔬果汁计划

听完我提的建议，这位女士非常慌乱，不知所措地说："这些几乎是我女儿天天吃的东西，现在要她不吃了，那她不就等于什么东西都不能吃了吗？那该怎么办？她常常喊饿，要吃东西呢。"

我继续苦口婆心地劝她："就是这些养分少、含化学毒素高的错误食物，导致你女儿的病。所以，你一定要坚持和坚强，才能协助女儿攻克难关。除了避免再吃进含毒素的饮食，为了更快让她健康起来，你还要打蔬果汁给她喝，加速身体的血液排毒。"

我建议她家中最好备一台2200 W以上大功率的料理机，将蔬果中所含的植物生化素彻底释放出来。至于蔬果汁的材料及做法，我的建议如下。

调理甲状腺功能减退的蔬果汁

分量：一天6～7杯　　　　　　　　　　　　**口感：酸甜**

材料：

· 蔬菜

全红番茄1个、胡萝卜1/2根、中型甜菜根1个、西芹1根、意大利栉瓜（或大黄瓜、苦瓜）1/2根、海带1杯（240毫升杯）

· 水果

猕猴桃2个、新鲜蓝莓1/2杯、草莓10粒、枸杞5大匙

· 香料

带皮老姜5片、大蒜1小瓣、香菜3小根、欧芹5小根、肉桂粉（或小茴香粉、葫芦巴粉、丁香粉）1/2小匙

· 种子

亚麻籽2小匙、黑芝麻2匙、火麻子2小匙

· 好水

活性水1½杯

· 营养补充品

卵磷脂2小匙、蜂花粉1小匙

做法：

❶ 所有食材洗净；番茄、胡萝卜切块；甜菜根、猕猴桃去皮，切块；西芹切段；意大利栉瓜连皮切块；海带切细，备用。

❷ 活性水倒入2200 W大功率蔬果机内，放入所有蔬菜、水果、香料，一同搅打2分钟半成汁；再打开盖，加入卵磷脂、蜂花粉，续打约10秒，即可饮用。

Dr. Tom Wu健康小叮咛

★ 早上喝2杯（每杯240毫升）当早餐，之后每隔2小时1杯，每天在下午6点钟之前喝完6~7杯。

★ 最好粗大吸管吸，每一口细嚼10下才吞下。虽然蔬果汁已搅打得绵密细滑，但在口腔中连同唾液混合后，更有利于食物分解和消化。

★ 如果有甲减又有乳腺癌，就需要吃十字花科蔬菜来改善乳腺癌，并要大量地吃海带（每日三餐至少各吃300克海带和200克十字花科蔬菜）。

午晚餐饮食计划

至于这位女士一直担心女儿会吃不饱的问题，我告诉她只要吃正确的食物，而且记住少量多餐的技巧，就不用担心会挨饿，同时能有效稳定血糖。当然，除了蔬果汁的食材，她还有很多东西可以吃。最多需要9个月，她的甲状腺、胰脏就能恢复正常功能，血糖及肥胖的问题也自然而然地解决了。以下是我对她午餐及晚餐的建议：

★ 午晚餐先吃全生的蔬菜沙拉。午晚餐的沙拉食材可以和蔬果汁食材一样，分量随意，或增加一些自己喜欢的蔬菜。但记住要多吃海带、海藻类，可提升甲状腺功能和降血糖。

全生蔬菜沙拉

材料：
· 蔬菜（分量随意）
全红番茄、胡萝卜、中型甜菜根、西芹、芦笋、意大利栉瓜（或大黄瓜或苦瓜）、海带及海藻（分量越多越好，最好全生或稍微烫热即可）

·沙拉酱汁（分量随意）

大蒜末、带皮老姜末、切细碎香菜末、切细欧芹、葫芦巴粉（或丁香粉）、肉桂粉、亚麻籽粉、黑芝麻粉、中链椰子油、青柠檬汁或黄柠檬汁

做法：

❶ 全部的材料清洗干净；大番茄切片；胡萝卜、甜菜根去皮，刨成丝；西芹切块状；芦笋切段；意大利栉瓜切细；海带及海藻切细。

❷ 将全部酱汁材料放入小碗中，混合成酱汁，淋在处理好的生菜沙拉上，即可食用。

 Dr. Tom Wu健康小叮咛

★ 除了食谱里的材料，还可以加入蓝莓、枸杞或猕猴桃与牛油果，让沙拉的风味更佳。

★ 如果想补充蛋白质，可以每隔3天吃2条含有橄榄油罐头的沙丁鱼，或是30克的深海鱼。

★ 如果不想吃鱼，可以改吃一颗全熟的水煮有机蛋，且蛋白、蛋黄都要吃。

★ 再吃水煮半熟的蔬菜或蔬菜汤，以及生坚果。各种生坚果可以换着吃，如巴西栗、南瓜子、葵花子、开心果，或者打成营养美味的坚果奶。

★ 午餐可补充少量无激素的动物性蛋白质，一星期限吃2天。

★ 晚餐可补充五谷豆米饭。晚餐可以吃分量少一点的生菜沙拉，再吃些五谷豆米饭，做法如下：

五谷豆米饭

材料：

发芽豆类10～15克（任何豆类皆可，绿豆、鹰嘴豆最佳）、五谷米（黑米、高粱米、红米、紫糯米、糙米、薏仁）、小南瓜（可选）、大蒜5小瓣、带皮老姜、香菜、欧芹、肉桂粉1小匙、纯净水适量

做法：

❶ 所有材料清洗干净；小南瓜切小块；大蒜切末；老姜切丝；香菜、欧芹切碎，备用。

❷ 把处理好的材料混合均匀，依个人对五谷饭软硬度的喜好添加水量，放入电饭锅煮成豆米饭或豆米粥即可。

调理甲状腺功能减退&结节的坚果奶

材料（食材要全生）：

巴西栗30粒、开心果60克、南瓜子60克、葵花子60克、黑芝麻子60克、海带90克、大蒜2小瓣、活性水1杯半或2杯、银水醇1大匙。

做法：

将所有食材放入料理机，加入活性水和银水醇打2.5分钟即可。

Dr. Tom Wu健康小叮咛

★ 每天早上喝1杯，下午喝1杯，晚上喝1杯。

★ 如果是甲状腺功能亢进又有结节者，将海带减为15克或不放，也一天喝3次。

★ 坚果奶作为保健使用，可以每隔一天打1次，早晚各1杯或随意，老少皆宜。

调理甲状腺功能减退的坚果奶

材料（食材要全生）：

巴西栗25粒、南瓜子90克、开心果90克、黑芝麻90克、海带120克、活性水2杯

做法：

将所有食料放入2200 W料理机，加入活性水（如想稀些可加多点水）打2.5分钟即可。

Dr. Tom Wu健康小叮咛

★ 每天早上喝1杯，下午喝1杯，晚上喝1杯。

★ 可辅以足部按摩。取含鸸鹋油成分的按摩油涂于双足的甲状腺反射区，用力按压各3分钟，一天3次，会加速甲状腺的痊愈。

营养品补充计划

为了加速改善甲减，她需要服用一些天然的目标营养品：

★ 帮助减肥、修复甲状腺的甲状腺激素：含有碘、硒、锌、铜、干酪胺等成分的甲状腺激素营养品。建议每天服用1次，每次1粒；一星期后，改为每天服用2次，每次2粒，服用2个月。2个月后，如果体重有下降，则继续服用同样的分量；如果减重不明显，则每次吃3粒，直到体重恢复到正常范围为止。

★ 帮助减肥、恢复体力和精力的辅酶素：辅酶素CoQ10建议每天服用2次，每次2粒；一星期后，改为每天服用2次，每次3粒，连续服用2个月。2个月后，如果体重有下降，则分量不变；如果减重不明显，则每次吃3粒，直到体重恢复到正常标准。

大约7个月后，有一天我的医疗中心来了一对充满自信、外表靓丽的母女。那位女士一看见我就将女儿推到我面前，声音高亢地说："你还认得出我女儿吗？"我端详了许久后，终于回想起她就是那个有2型糖尿病、甲状腺功能减退的胖女孩。她完全变了个样子，亭亭玉立，整个人又瘦又漂亮，我几乎认不出她来。

不仅如此，连她的妈妈也跟着美丽起来。我笑着对她说："我猜你也和你的女儿一样，在非常认真地喝蔬果汁？"

她不好意思地回答："是的！当我看见我女儿不仅瘦下来，而且脸上的青春痘、湿疹也不见了，每天神采飞扬地去上学；我也开始照着你所建议的蔬果汁和正餐食谱吃东西，因为我也想让自己变得年轻漂亮一些。我们的改变您都看到了，今天就是特地来向您道谢的。"

一个人只是简单地改变饮食，就能让健康有蜕变重生的效果，我想没有人会拒绝尝试。当然要想收获，必须有恒心，所以我也告诉这对母女，身体恢复健康后蔬果汁和生菜沙拉还要多吃几个月。蔬果汁的分量可以减为每天4杯，放松一点食谱内容，但也只限每周满足一次口腹之欲，而不是放肆地大吃大喝，不然很快又会胖回来了。

我也告诉这位女士不用对我道谢，是她身为一位母亲，肯为女儿的健康努力和付出，才让母女两人都健康起来。她们因为相信自己的免疫力和自愈力，也靠着信心和勇敢，克服一切难关，才能达到这个美好目标，我由衷地为她们高兴！

糖尿病个案参考（饮食/营养品/运动/生活计划）

糖尿病有低血糖和高血糖之分。高血糖糖尿病又分为儿童1型糖尿病和成人2型糖尿病。现在越来越多人患糖尿病，也成为心脏病发作、中风的原因之一。我国每年在治疗糖尿病上的支出十分庞大，因为西医认为糖尿病只能靠打针、吃药来控制病情，别无他法。然而长期打胰岛素及服降血糖药，可能带来肾衰竭、截肢、眼瞎的风险，不可不慎！

【女性，AB型血】病人自述

有一年，我在比利时参加欧华年会。午餐会时，我照例拿出胰岛素注射针筒，往自己的手臂打针。坐在我身旁一位男士很好奇地问我："你是不是有糖尿病？"我不好意思地回答："是的，我有家族遗传性糖尿病，所以吃饭前一定要打胰岛素。我这样自行打针已15年了，家庭医生说我有生之年都不能停止打针，直到进棺材为止！"

想不到这位男士笑着对我说："不一定哦！首先，糖尿病不是遗传疾病，这个观念并不正确。糖尿病是因为家族中长期的饮食不当所导致的。"我很惊讶，瞪大眼睛看着他。他马上表明他的医生身份，他在美国帮助过许多糖尿病患者。他们按照他建议的食谱改变原来的饮食，结果都很满意，也过着正常健康的生活。他说如果我也愿意接受他的建议，改正平日的饮食习惯，血糖值可能在6~8个月内恢复正常。

这番话让我如获至宝，于是热切地向他请教："那么请您一定要帮帮我，因为我一直以为糖尿病只能靠药物控制，这真是天大的喜讯！好想赶快知道您的食谱。"到了约定问诊那天，一见面，吴医师竟要我脱下左脚的鞋子和袜子，我心里觉得奇怪，但仍照他的吩咐去做。他仔细查看我的左脚后问："你的血型是AB型吗？"

我很讶异，因为我真的是AB型的人，同时我很疑惑地问："可是这跟糖尿病有什么关系？"吴医师说："糖尿病跟血型有很大的关系，因为血型决定你不能吃什么，以及你要吃什么。请把我以下的建议仔细抄录下来。"接着他告诉我什么该吃、什么不该吃，并详细指导我该如何打蔬果汁、准备午晚餐的沙拉，以及服用适合的营养品。

另外，吴医师还告诉我，对于糖尿病患者而言，每天在强阳光下快步走和维持4次排便，对病情改善有极大的帮助。

开始执行时真有点难，但为了健康，我还是坚持做。执行了6个月之后，我的手脚已不再出现麻痹的情形，每天的血糖也保持在5毫摩尔/升左右，已不再需要打胰岛素了。每天都活力充沛，我现在已经能像正常人一样过着健康的生活，真是太幸福了。我甚至发了一封传真给吴医师，告诉他这个好消息并感谢他，他也很快地回讯道："你很聪明，你的决定是对的，因为血糖已经恢复正常，但你还是要继续维持正确的饮食和良好的生活习惯！"

停止吃有害毒素

以下是我当初对这位糖尿病女士提供的饮食建议：

★ 停止吃煎、炸、炒、烤、烧类的食物：尤其是油条、薯条、薯片、炸肉排、炸鸡等食物。它们是糖尿病的起因之一。

★ 停止吃糖分过高的食物：糖果、果酱、饼干、蛋糕、蜂蜜、巧克力不能再吃，就算是面包、面条、米粉、冬粉、油饭等也不能碰。吃进这些食物，会让血糖快速地升高。

★ 停止吃花生制品（花生、花生酱、花生糖等）、腰果和开心果：这些食物是糖尿病人的"禁果"，如果吃了，糖尿病就不会有任何改善。

★ 停止喝红酒等含酒精的饮品：酒喝进人体后会快速转变成糖。因为酒精分子C_2H_5OH是葡萄糖的分子$C_6H_{12}O_6$质量的1/4，所以酒精被吸收的速度是糖的3倍以上，喝下后血糖会飙升，不得不谨慎。

建议停止吃

  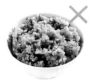 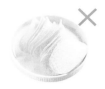

高糖分食物：花生、果酱　　　高油食物：油饭　　煎、炸、炒、烤、烧

★ **停止吃过多的动物蛋白质：** AB型血的人不能吃太多的动物蛋白质。无
论鸡肉、牛肉、猪肉，或是较为健康
的高蛋白鱼肉和豆腐，都不能过量，
以免蛋白质阻塞和伤害肾功能，造成
尿频等困扰。最好每周只吃2次动物
蛋白质，最多3次。

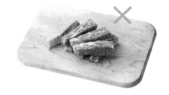

▲摄取过量的动物肉会提高身体的
负担，影响肾功能及排尿系统

　　许多医学刊物、报纸杂志、电视广告宣称，每天喝小半杯红酒，有益于
心脏和血液的循环。的确，红酒对心脏有益处，但不利于糖尿病患者。这位
女士经常手麻、脚麻，说明气血循环很差，所以医生鼓励她每天喝1小杯红酒
改善心血管循环。但手脚发麻不一定是循环系统本身功能差，也可能是受到
糖分的影响。

　　红酒是由葡萄发酵酿成，里面含有较高糖分，而糖尿病人是不能吃糖和含
糖分高的食品的。况且就算只吃代糖，控制了血糖不升高，却无法控制血液的
浓度不增高，所以也会产生手脚麻痹的情形。建议糖尿病人不要再喝红酒等酒
水，或食用任何含代糖的食物、饮料等，以免招来截肢和中风的危机。

蔬果汁排毒计划

　　有了正确的饮食观念，改正错误的吃喝习惯，接下来便要进一步把身体
的毒素彻底排出。于是我告诉她多喝益于健康的蔬果汁，而只有大功率的料

理机或破壁机才能萃取到蔬果中的植物生化素，所以请她预备一台2200 W以上的料理机，以事半功倍。

平衡血糖及血压蔬果汁

分量：一天6～7杯	口感：酸甜带微苦

材料：

· 蔬菜

全红番茄2个、胡萝卜1/2根、中型甜菜根1个、西芹2根、芦笋4根、苦瓜1/2根、大黄瓜1/2根、莙荙菜1大叶（若无则增加苦瓜分量至1根）

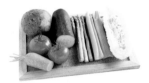

· 水果

猕猴桃2个、新鲜蓝莓（或桑葚）1/2杯、枸杞1/2杯

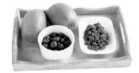

· 香料

香菜3小根、欧芹3小根、带皮老姜5片、大蒜1小瓣、姜黄粉1小匙、小茴香子或粉1小匙（或肉桂粉1/4小匙、或葫芦巴粉1小匙）

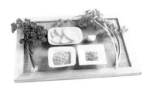

· 种子

亚麻籽2小匙、芝麻（黑、白、棕色皆可）4小匙

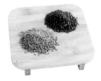

> ·好水
>
> 活性水2杯
>
> ·营养补充品
>
> 卵磷脂2小匙、蜂花粉2小匙、绿藻15粒

做法：

① 所有食材洗净；番茄、胡萝卜切块；甜菜根、猕猴桃去皮，切块；西芹切段；芦笋切段；苦瓜、大黄瓜切片；大茖莜菜切小片，备用。

② 活性水倒入2200 W以上的蔬果机内，放入所有蔬菜、水果、绿藻、香料，一同搅打2分钟成汁；再打开盖，加入卵磷脂、蜂花粉，续打约30秒，即可饮用。

Dr. Tom Wu健康小叮咛

★ 糖尿病人水果最好只选吃番石榴、青苹果（非红苹果）、猕猴桃、蓝莓、枸杞子。

★ 最好在早餐前1小时慢慢地喝2杯，午餐和晚餐前2小时各2杯。

午晚餐饮食计划

糖尿病人每天的食谱里需有各种蔬菜，种类要多，颜色要多，其中苦瓜、南瓜、大黄瓜、茖莜菜、西芹、芦笋是不可或缺的。但马铃薯、番薯都是高淀粉类食物，会使血糖上升，最好暂时不要吃；如果是低血糖的人，那就要天天吃了，因为它们会不停提供糖分给身体，保持血糖的稳定。

每天中午要吃1大盘种类多、颜色丰富的全生生菜沙拉，晚餐的全生沙拉同午餐的食材一样，只是分量减少。晚餐吃完生菜沙拉后，可再蒸1个连皮带籽的小南瓜吃，或者吃五谷豆米饭，这样就不怕半夜饿醒。

另外，每星期可吃2次清蒸鱼或鱼汤，如鲑鱼、金枪鱼、水煮罐头沙丁鱼。吃的时候加些切碎的香菜、带皮老姜末、大蒜末，以及小茴香粉、肉桂粉、丁香粉各少许。若不想吃鱼，可改吃1个有机的全熟水煮蛋，蛋白、蛋黄都要吃。

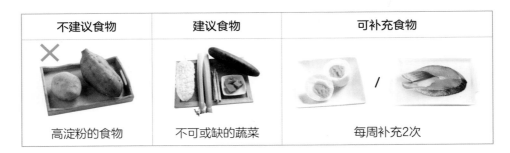

不建议食物	建议食物	可补充食物
✕		/
高淀粉的食物	不可或缺的蔬菜	每周补充2次

健康蔬菜汤

材料（分量随意，除非特别注明）：
- 蔬菜

全红番茄、胡萝卜、西芹、芦笋、苦瓜、大黄瓜、莙荙菜、豆芽类
- 调味料

小茴香粉1/2小匙（或肉桂粉1/4小匙）、切碎香菜、姜丝、蒜片、橄榄油
（或亚麻籽油）

做法：
1. 全部材料清洗干净；番茄、胡萝卜切片；西芹切块；芦笋切段；苦瓜、大黄瓜切小块状；莙荙菜切碎。
2. 在汤锅重中倒入活性水，大火煮沸；加入番茄、胡萝卜，中火煮约3分钟。
3. 加入其他材料煮至熟，熄火，加入全部调味料拌匀，即可食用。

Dr. Tom Wu健康小叮咛

★ 蔬菜汤亦可换成排肠饮：将纤维粉2大匙、芝麻粉（黑、白皆可）3大匙、蜂花粉2小匙放入1杯400毫升活性水或无糖豆浆、杏仁奶中，轻轻摇匀后，立刻喝下。不仅能获得饱腹感，还能帮助排便，对于糖尿病人非常重要。

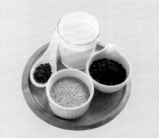

▲简易方便、可促进排便的饮品

平衡血糖和血压的全生沙拉

材料（分量随意，除非特别注明）：
· 蔬菜

全红番茄、胡萝卜、中型甜菜根、西芹、芦笋、苦瓜、大黄瓜、南瓜、茄子、茖莛菜1大叶

· 沙拉酱汁：

大蒜末、带皮老姜末、九层塔末、薄荷叶（或月桂叶）、小茴香粉、肉桂粉、丁香粉、冷压初榨橄榄油1大匙、MCT椰子油1大匙、青柠檬1个挤汁（或有机苹果醋）

做法：

① 全部材料清洗干净；番茄切片；胡萝卜切丝；甜菜根去皮，切丝；西芹切块状；芦笋切段；苦瓜、大黄瓜切片；南瓜去皮，刨丝；茄子切丝（不需煮熟）；茖莛菜切细，全部放入容器中。

② 将全部酱汁材料放入小碗中，调成酱汁，淋在处理好的蔬菜上，即可食用。

 Dr. Tom Wu健康小叮咛

★ 如果要增加沙拉的风味，请用少量酸味的水果，如猕猴桃、青苹果、蓝莓、枸杞、青柠檬汁及黄柠檬汁。

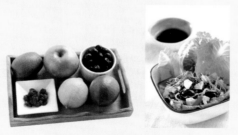

▲酸味食材可增加沙拉的风味

★ 如果不想吃生冷的沙拉，可把蔬菜微蒸或用滚水汆烫，也可煮成蔬菜汤喝；但最好生吃，能供应身体更多的营养。

★ 拌油选择只含有中链甘油三酯的椰子油（MCT油），不会被身体的脂

肪酶分解，直接被肝脏吸收。它会将肝脏的脂肪转化为热量，从而降低脂肪储量，达到减肥的作用。大多数2型糖尿病患者有体重超标，食用MCT椰子油是减重的方法之一。但注意用量，每25千克体重只能食用1大匙，一天不能超过3大匙。加上每天在强阳光下快步走20～30分钟，对于有糖尿病又有高甘油三酯，或没有糖尿病但有高甘油三酯的人，是降低甘油三酯的天然方法。

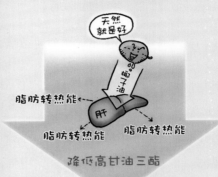

★ 青柠檬有补肾的作用，对于糖尿病患者有益。因为糖尿病患者的肾脏都不太好，所以才会多尿、频尿。如果肾功能已经退化，接近洗肾的边缘，也可将1杯（240毫升）切碎的欧芹和半杯切碎的香菜倒入蔬果机，加入1杯活性水，用高速打30～40秒。得到约2杯量有很多泡沫的欧芹汁，而这泡沫就是改善肾病的良药。喝之前，榨半个或1个青柠檬的汁倒入欧芹汁调匀，然后喝完。最好早上空腹喝1次，下午空腹喝1次。

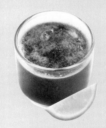

▲欧芹、香菜和柠檬是自然良药

运动和按摩计划

运动是降血糖最好的武器，尤其是强阳光下的运动。大多数有糖尿病或高血糖的人，也多少会带有高胆固醇、高甘油三酯。运动将甘油三酯快速转变为热量消耗掉，避免心脏病突发的风险。而强阳光会将胆固醇转变为维生素D_3，自然地降低胆固醇，阻止血管栓塞和四肢麻痹。因此，我对糖尿病人的运动和生活建议如下：

★ 每天在强阳光下快步走20～30分钟。也可在早上和黄昏温和的阳光下轻松散步半小时。这是防止骨质疏松症的最好方法，也是防癌及提升免疫力的有效方法。

★ 每天有3～4次排便。保持通畅排便对于降胆固醇十分重要。大多数糖尿病人每天只有1次排便，甚至几天才有1次。为了达到一天3～4次的排便，除了运动来加速大肠蠕动外，可以借助纤维粉。服用方法为将2大匙纤维粉、3大匙芝麻粉（黑、白皆可）、1大匙石榴油（如无，可以在喝下一半纤维粉水后，以剩下一半服15粒绿藻）放入1杯400毫升活性水或无糖豆浆、杏仁奶中，轻轻摇匀后，立刻喝下。可视个人需求，一天喝2～3次。

★ 每天按摩脚底胰脏反射区。

每天按摩脚底，改善糖尿病及高血压

按摩步骤：

1. 找到双脚底的胰脏反射区（见附录四，右足在胃部反射区下端一点，左足从胃部反射区下端向外侧延伸约5厘米），在反射区均匀地涂上按摩油。

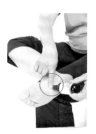

2. 双手大拇指用力按压反射区30秒～1分钟，一天2～3次。

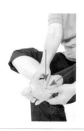

营养品补充计划

糖尿病患者无论是否打胰岛素或吃药，都是由于长期吃过多煎、炸、炒、烤、烧，尤其是煎、炸类食物造成的。这一类烹调方式带来很多自由基，它们破坏血管内层的细胞，引起细胞发炎，缩小血管宽度，阻碍血液循环，使血液浓度上升，从而引起四肢麻痹、心脏缺氧、供血不足或营养不足，甚至心脏病和中风。

所以，有高血糖或糖尿病的人，不应依赖服药、打针来控制血糖，而是要彻底改变过去的错误饮食，同时补充一些能疏通、软化血管和保护心脏的营养品，如：

★ 促进血液循环、强化心脏功能和增强精力的辅酶素CoQ10营养品。

★ 促进血管润滑、舒张和减压，含基本油酸的营养品。

★ 帮助稀释血液浓度、避免手脚发麻的营养品。

★ 帮助血糖平衡，含硫辛酸成分的营养品。

这位女士由于糖尿病缠身很久，刚开始也不相信糖尿病可以根治。反而向我抱怨，我要她停止吃的饮食会让她没东西可吃，随时处于饥饿状态，造成血糖的紊乱。她说那些油炸食物，就是她和爸爸、几位叔叔都爱吃的；还有那些含高糖分食物，也是她经常吃的。家庭医生并没有阻止她吃这些，只要求她记得打胰岛素。以往她每天可以吃掉半包，甚至1包花生、腰果或开心果。如此恶性循环的结果，糖尿病当然不可能好转，反而愈加恶化。

幸好她最后理解到，我所建议的蔬果汁和早、午、晚餐都是纯天然又营养丰富的食物，是大自然的恩赐。而且她也意识到，依据我要求的吃法，其实整天都在吃东西，又怎么会饥饿呢？而且这样少量多餐的吃法，有利于平衡和稳定血糖。后来事实证明，她办到了，也成功脱离了糖尿病的折磨。

从上述个案中，大家应该已感受到血型对于饮食的重要性，以及我们"身体里的医生"才是最佳良医。"身体里的医生"就是指免疫系统和自愈系统。只要愿意相信它们的功能，供应它们最好的天然食物，它们自然会医好我们身体的疾病，还我们一个健康的身体。只要方法用对了，是可以彻底改善糖尿病的。

肥胖＆乳腺癌＆三高个案参考（饮食/营养品/运动/生活计划）

很多人为体重过高而烦恼、担忧，因为肥胖会带来高血压、高胆固醇、高血糖、高甘油三酯、心脏病、中风，甚至癌症。因此，健身中心到处林立，减重药物、减重营养品比比皆是。有些人还跟着阿特金斯饮食法的减重计划天天吃高蛋白的肉类。的确，体重是下降了，但心血管疾病也来了，大肠癌也因为高蛋白的肉类而来，便秘就更不用说了，而阿特金斯医师本人也死于心脏病。

其实，减重很容易。只要改变错误的生活习惯，吃对血型的食物，喝含高植物生化素的全营养减重蔬果汁，以及做对运动，在短短几个月内就能达到成效。以下就是一个典型的例子。

【女性】病人自述

我因为过于肥胖（体重约100千克），所以有很多疾病找上门来，有2型糖尿病、高血压、心律不齐、胆固醇过高、膝关节炎等。我的身体就像一个药罐子，吃了很多年药，却不见任何改善。后来我左边的乳房又被检测出有恶性肿块，我感到很害怕，但心里明白，这一切病痛都是由太胖造成的。过去，我花了无数的金钱与时间，尝试各种减肥方法和减肥食谱，但没有一样真正有效，即使有用，短时间内又会胖回来。

我的一位多年好友依照吴医师的建议，改变饮食方式，开始每天喝蔬果汁，吃大量且新鲜的生菜沙拉和水果，同时还搭配适当的运动及营养品，结果真的瘦下来了，人变得健康又有朝气，让我很美慕。于是我也去找吴医师，请他帮我。

除了施行生机饮食、改掉所有饮食的坏习惯，我还勤奋地做快走运动及按摩。没想到8个月后，我的健康有极大改善，医生都感到好奇，一直要求我再接受更多精密的检查来确认，最后他们确定我不再需要服药。最神奇的是，我乳房的恶性肿瘤也消失了，我的医生到现在仍半信半疑，我是怎么办到的？

我现在的体重是68千克，以176.5厘米身高来说，我很满意现在的体型。我会继续依照这个食谱来吃，同时继续每天分两次快步走40分钟，来保持我的体型和健康。

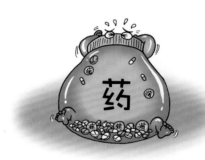

▲肥胖引起一系列并发症，盲目吃药让身体变成药罐子

停止吃有害毒素

这位女士是从美国佛罗里达州来到我的保健医疗中心。我对她的印象非常深刻，因为她每做一个动作，都显得非常吃力，必须喘很大一口气。说到她的健康问题时，她脸上的表情就像一个等着上死刑台的囚犯，愁眉苦脸。

当时我请她把左脚的鞋子和袜子脱下来，她费了好大的劲，终于脱下了鞋袜，把脚伸出来，我看完她的脚之后问她："你的甲状腺功能过低，医生帮你检验过促甲状腺激素指数（TSH）吗？"

她急切地说："有啊！可是医生说我的TSH指数4.1微国际单位/毫升，属于正常范围内。"

我耐心地解释："没错，按就西医的标准，甲状腺促激素的正常值是0.35～5.5微国际单位/毫升；但在自然疗法里，正常值是1.2～1.8微国际单位/毫升，超过2就算是不正常了，更何况你现在已经高到4.1了，这表示你身体的新陈代谢太慢了。"她听了大吃一惊，一副无法置信的表情。

我继续说："为了你的健康着想，你愿意照我的建议去做吗？"她想都没想就拼命地猛点头。于是我提出适合她的建议，首先，便是要她立刻暂时停止吃以下对健康构成威胁的食物：

★ 牛奶制品：牛奶、奶酪、牛油、冰激凌、酸奶、巧克力、比萨。这些牛奶制品含有人工生长激素的残留，常吃会使身体急速增胖，并可能带来乳腺癌、肠癌、卵巢癌。

★ 肉类：鸡肉、鸭肉、牛肉、猪肉，以及热狗、香肠、火腿等肉制品都不要再吃。它们也含有高量的激素，会加快肥胖；同时动物性蛋白质过高也会使血液过度酸性，引发关节炎、高血糖、高胆固醇、肠癌的危机。

★ 煎、炸、炒、烤、烧类的食物：这类烹调方式的食物都要用到高热的油。高热的油会产生很多剧毒致癌的多环芳烃，带来乳腺癌、胰腺癌、胆囊癌的风险；同时也会产生很多自由基，破坏细胞引起细胞发炎，带来关节疼痛、高血压、血管阻塞、心脏病等慢性病。而且这些毒素进入身体后，会让身体产生很多脂肪细胞（Adipose cells）来将毒素吸附，以免伤害身体，所以天天吃这类食物会越来越胖。

★ 粉类制品：无论是精制粉类，还是全麦粉、全米粉制成的食物，如面包、面条、馒头、米粉、河粉、冬粉、糕点、饼干，都不宜吃。这些碳水化合物是增加体重的源头，而且含有会长肿瘤的溴金属，常吃会有乳房肿瘤、甲状腺瘤、胰脏肿瘤、肾上腺瘤、子宫肌瘤、前列腺增生的风险。

★ 花生制品（花生、花生糖、花生酱等）、腰果、开心果：这3种食物都是高热量，会增加体重；这3种食物都容易发霉，产生黄曲霉素，会使乳腺癌加剧恶化，也会增加肝癌的危机。此外，它们都是会升血压和升血糖的食物，吃了会使糖尿病、高血压加重；也都是高酸性和高蛋白质的食物，会使痛风者的关节更加发炎，增加痛楚。

建议停止吃

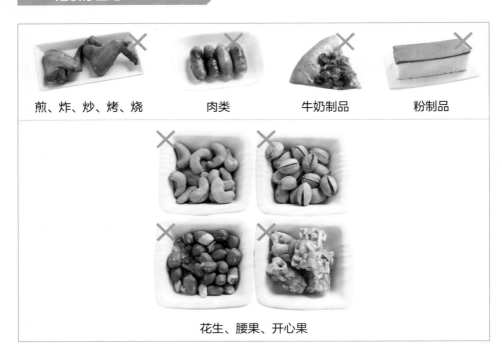

| 煎、炸、炒、烤、烧 | 肉类 | 牛奶制品 | 粉制品 |

花生、腰果、开心果

早餐及全天蔬果汁计划

停止了不该吃的食物后，需要每天喝6～7杯蔬果汁，将体内累积的废物、毒素排出。为了喝蔬果汁时吸收到完整的植物生化素，务必准备一台2200 W大功率的蔬果机，才能彻底将生鲜蔬果的精华释放出来。

甩油轻身蔬果汁

分量：一天6～7杯	口感：酸带苦

材料：

· 蔬菜

全红番茄2个、胡萝卜2根、中型甜菜根1个、西芹1根、芦笋5根、海带1/2杯、嫩菠菜1小把（约手掌可握住的分量）、莙荙菜1叶（或苦瓜1根）

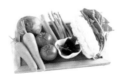

· 水果

猕猴桃2个、新鲜蓝莓1/2杯、枸杞1/2杯、青柠檬1个

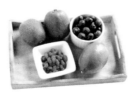

· 香料

香菜3小根、欧芹3小根、带皮老姜10片、姜黄粉1小匙、肉桂粉1/4小匙、葫芦巴粉1小匙

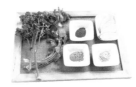

/225

· 种子

亚麻籽1大匙、黑芝麻1大匙、巴西栗5粒

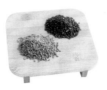

· 好水

活性水2杯

· 营养补充品

卵磷脂1大匙、蜂花粉2小匙、绿藻15粒

做法：

❶ 所有食材洗净；番茄、胡萝卜切块；甜菜根、猕猴桃去皮，切块；西芹切段；芦笋、嫩菠菜、海带切细；茖苈菜切小片，备用。

❷ 将活性水倒入2200 W蔬果机内，放入所有蔬菜、水果、香料和绿藻，一起搅打2分钟成汁；再打开盖子，加入卵磷脂、蜂花粉，续打约30秒即可饮用。

 Dr. Tom Wu健康小叮咛

★ 早上喝2～3杯，午餐和晚餐前1小时各1杯，剩下的在下午任何时候喝都可以，每天要喝完7杯。

午晚餐饮食计划

肥胖症病人主餐也是采用生机饮食。每天中午吃1大盘种类多、颜色丰富的全生蔬菜沙拉，提供给身体每个细胞营养。晚餐的全生沙拉和午餐的食材一样，只是分量减少；晚餐吃完1小盘生菜沙拉后，如果感觉不够饱足，可以再吃点五谷豆米饭。

另外，每隔2～3天，可以吃一次60克深海鱼的清蒸或鱼汤，且都要加老姜丝、大蒜片和切细的香菜；也可吃水煮罐头沙丁鱼2条，最好是不含番茄汁的罐头。或者把鱼改成1个有机全熟的水煮蛋，蛋白、蛋黄都要吃。

每隔2天午晚餐吃

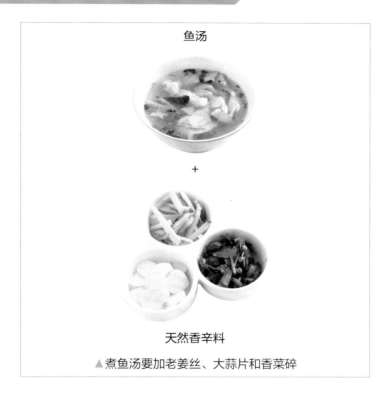

鱼汤

+

天然香辛料

▲煮鱼汤要加老姜丝、大蒜片和香菜碎

营养丰富的全生蔬菜沙拉

材料（分量随意，除非特别注明）：

· 蔬菜

全红番茄、胡萝卜、中型甜菜根、西芹、芦笋、嫩菠菜、茖苙菜、西蓝花、紫菜、稍微发芽的豆类（绿豆、红豆、黄豆等轮流更换）1/2杯或更多些

· 沙拉酱汁

香菜、欧芹、带皮老姜末、大蒜末、九层塔碎、姜黄粉1小匙、葫芦巴粉1小匙、肉桂粉1/4小匙、亚麻籽粉、黑芝麻粉、MCT椰子油1大匙、芝麻油1大匙、青柠檬1/2个挤汁、黄柠檬1/2个挤汁（柠檬汁可用有机苹果醋轮流更换）

做法：
① 全部材料清洗干净；番茄切片；胡萝卜切丝；甜菜根去皮，切丝；西芹切块；芦笋切段；嫩菠菜、莙荙菜切碎；西蓝花切小朵；再将全部的材料放入容器中。
③ 将全部酱汁材料放入小碗中调匀，淋在处理好的蔬菜上，即可食用。

Dr. Tom Wu的健康小讲堂

★ 除了以上蔬菜，还可加入猕猴桃、新鲜蓝莓或枸杞等水果，让沙拉的风味更佳。也可以再加些全生的杏仁片、巴西栗仁片和海藻、海带类。

★ 椰子油虽然是饱和脂肪，但一般的椰子油含有长链脂肪酸，也会增加体重及有碍健康，只有提炼出来的中链甘油三酯MCT油是减重的好油。但MCT椰子油只能体重每25千克每天限吃1大匙。我再次强调，并不是好油就能多吃，千万要小心！

运动和按摩计划

血毒是百病的根源。长期吃煎、炸、炒、烤、烧类的食物，长期吃含有激素、化学添加剂、防腐剂的食物，长期处于工作压力的环境下，都会使血液的毒素增加。尤其工作压力和情绪紧张会带来几十倍于垃圾食物的毒素，所以要设法停止将一切毒素送进身体，之后要：

★ 每天喝6杯蔬果汁。用丰富的植物生化素蔬果汁来清血毒，提升免疫和自愈系统的功能。

★ 每天在强阳光下快步走20～30分钟。快步走是最安全、经济的运动，而阳光可以帮助强化免疫力和修复身体损坏的细胞。也可在早上或黄昏温和的阳光下轻松散步半小时。

★ 每天有3～4次排便。为了达到这样的排便
效果，可借助纤维粉。服用方法为将2大
匙纤维粉和3大匙芝麻粉（黑或白皆可）
放入1大杯（360毫升）活性水或杏仁奶
中，轻轻摇匀后，立刻喝下。可视个人需
求，一天喝2～3次。务必要有3次以上排
便，才能将体内的废物完全排出。

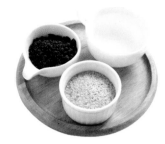

▲ 水溶性纤维粉能排除肠道
宿便，避免坏菌增生

★ 每天喝6～8杯活性水。有的人误以为逆渗透蒸馏水、电解水、碱性
水、负离子水、质子水、电子水就是活性水，其实这些只是一般的好
水。活性水是活性矿物质浓缩液的稀释水。因为人体的70%是水，所
以要健康，就要喝干净的水；但若已经生病，就最好喝活性水来帮助
身体改善病痛。如果条件允许，即使没病，也尽量喝活性水。

★ 每天按摩左右脚底各2次、左右脚背各2次。每天要用优质按摩油，大
力地按摩左右两脚底的甲状腺反射区（见附录四），一天2次，每次1
分钟，痛的地方要多按几下；然后按摩左右脚背的甲状腺反射区，也
是各2次。对于这位有乳腺癌的患者，还要按摩脚底和脚背的乳房及
胸肺反射区。也是涂上按摩油，大力地按摩乳房反射区，一天2次，
每次1分钟，并且痛的地方更要加大力气。

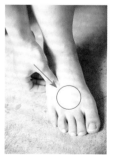

▲ 乳房的反射区

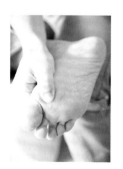

▲ 甲状腺反射区

营养品补充计划

这位女士因为肥胖的关系，出现了糖尿病、高血压、高胆固醇，甚至乳房肿块。所以我严肃地告诉她，每种病症都要搭配一些营养品，帮助调整甲状腺功能和减肥。以下是我提供给她的营养品建议：

- ★ 帮助恢复甲状腺功能的营养品。
- ★ 帮助血液循环、增强心脏功能和细胞的能量，含辅酶素CoQ10营养品。
- ★ 增强免疫系统和自愈系统的营养品。
- ★ 修复细胞膜，含基本油酸成分的营养品。
- ★ 平衡胆固醇的营养品。
- ★ 增强消化系统的益生菌营养品。
- ★ 平衡内分泌激素的营养品。

经过8个月之后，这位女士打电话给我，告诉我她已恢复健康，体重也大幅下降，与之前简直判若两人。虽然她跟我说，瘦下来之后，原先所有大尺码的衣服都要丢掉买新的，害她花了不少钱。但我听得出来那不是抱怨，而是满足和自豪，于是我说："旧的不去，新的不来嘛。"在此祝福她能永葆健康。

内分泌系统

更年期个案参考（饮食/营养品/运动/生活计划）

更年期不是病，只是女人一生中必须经历的过渡期。也可以说是一个特别标志，从女孩有月经、可受孕，到停经、不再受孕的转折点标志。从生理方面来说，女性从原来高雌激素、低雄激素的内分泌系统，转为低雌激素、高雄激素的内分泌系统。所以，更年期也可以解释为激素转变时的现象。

一个正常健康的女性，到达更年期是没什么不适的；如果更年期带有病症，不应急着治疗，而是通过生机饮食将血液中的毒素清除，以期在短短几个月内恢复身体的健康。

更年期的长短因人而异。有的人会有两三年或五六年的不适，出现热潮红、盗汗（夜间睡觉出汗）、心律失常、情绪大变（暴躁或沉默寡言），乃至骨骼酸疼、阴道和皮肤干燥、健忘、疲劳、发胖暴食等症状；也有些人已经五六十岁，甚至六七十岁都不知道什么是更年期，因为压根没觉得身体状态和年轻时有什么不一样，或者不适。我的太太已经73岁，身体就是这样，到更年期也没什么不舒服的现象。为什么同样是女人，会有这么大的差别？请看以下个案分享，就能知道原因。

【41岁女性，A型血】作者代述

　　有一位四十来岁的女士到我的医疗中心来咨询，她见了我就坐下来说：
"我现在的月经很不好，两三个月才来一次，每次的量都很少，也很短时间就
停了；同时心跳比平时快，脸部感觉有点热。我的家庭医生说是更年期来临，
建议我服用激素代替药（Hormone Replacement Therapy，简称HRT）。我知道
是药多多少少都有副作用，所以迟迟不敢服！你认为我这样做对吗？"

　　我说："你的决定是对的。美国国家卫生研究院（National Institute of
Health，简称NIH）在1991年做过一个长达10年的大型追踪研究：HRT到底是
否对女性有益？是否有任何副作用？结果在1994年时中止研究，明确宣布：
HRT会引发高血压、心脏病和癌症。这项报告后来刊登在《美国医学学会杂
志》（JAMA）上，并提醒医生不要再开HRT给更年期妇女。但还是有很多
医生继续开激素代替药给病人服用。"

　　她没等我说完就抢着说："真的感谢您，还好我没有服用激素代替药。
但为什么我这么年轻，才42岁不到就进入了更年期？而我的姑妈今年已经快
七十岁，还有她的女儿，我的表姐已经47岁，每月都还有正常的月经，这又
是为什么？"

　　我回答说："这个差异是跟你的饮食有关。你是不是从小就爱喝牛奶，
爱吃乳制品和肉类？"她回答说："因为我母亲生下我时，发现奶水不够。
所以我从婴儿开始，妈妈就喂牛奶；长大之后，也天天要我喝牛奶或酸奶，
还说这样会快快长高、长大。"

　　我问："那你的姑妈和表姐是不是每天都没有吃喝牛乳制品和少吃肉类？"

　　她回答："这倒是，她们从来不吃喝牛乳制品，也很少吃什么肉，只偶
尔会吃些深水鱼，大约每周也只吃一两次。而且每餐都以蔬果为主，几乎是

素食主义者。"

我说:"这就是你和她们有差别的原因。牛乳制品来自吃添加化学激素饲料的母牛，所以这些食物也含有高量化学激素，吃了会激发女孩早熟，在10岁或11岁就会有月经；而月经越早来就会越早停经，因为外来的化学激素代替了你体内的激素分泌，引起激素分泌逐渐减少，进而产生衰退或老化，甚至停止分泌！激素分泌会使女士年轻、美丽与健康；如果减少，月经量就会减少，甚至停止，提早让你进入更年期，也会让你在更年期时会出现不适的症状，如热潮红、心跳异常等。

"而你的姑妈、表姐每天不吃喝牛乳制品及肉类，所以她们身体的激素分泌没受到外来激素的影响。少女时的月经可能到15岁才来，这样也推迟更年期的来临。更年期越迟来，患高血压、心脏病及癌症的风险越低，外表看起来也会比较年轻和健康。就算更年期来临，这类人群也很少会感觉不适，因为还有经期。

"你要知道，甲状腺和肾上腺是调节、管理内分泌的器官。当你天天不停地吃喝过多含有外来激素的食物，这些身体不能用的外来化学激素抢着占据每个细胞的激素收容体，尤其是乳房、卵巢和男性前列腺的收容体，让自身肾上腺分泌的激素无法进入每个细胞发挥新陈代谢的工作，而长时间地循环于血液中。这时，甲状腺以为肾上腺分泌过多的激素，就会减少分泌指挥肾上腺工作的甲状腺激素；但每个没有收到肾上腺激素的细胞又向肾上腺喊着要它的激素来工作。如此的恶性循环，肾上腺会过劳，肾脏运作功能损坏，引起高血压、心跳快、尿频等症状；而甲状腺因不断减少分泌甲状腺激素，引起甲状腺功能减退和促甲状腺激素上升，造成代谢下降、发胖、没精力、低情绪、疲劳等症状，甚至还可能引发女性乳腺癌、卵巢癌和男性前列腺癌的危机。

"反过来，如果你吃的肉类蛋白质或蛋白粉过多，会使肾脏负荷过重而衰竭，不能分泌正常激素帮助身体每个细胞做代谢更新的工作，甲状腺就会大量生产甲状腺激素，并降低促甲状腺激素，引起甲亢，带来心跳太快、性情暴躁，出现焦虑症、睡眠不好等症状。所以平衡甲状腺和肾上腺的功能，才能根除更年期的不适症。"

我还没说完，她就急着抢问："好可怕！那我该怎么办？"

停止吃有害毒素

我对这位女士的建议主要是改善饮食，要想减少更年期的不适状况和降低患癌的概率，必须做到：

★ 停止吃一切含有激素的动物蛋白质：蛋类、海鲜、鸡、鸭、牛、羊、猪的肉类及肉汤。这些动物的生长饲料、疫苗或催生素中含有激素，所以它们的肉类也含有。停止吃这类肉，让身体有机会慢慢将废物排出体外，减少血液中的毒素，则引发心脏病、高血压和癌症的机会也会降低。

★ 停止吃一切精制粉做的食物：因为粉制品都含有高量的溴化合物，带来甲状腺功能减退，引起疲倦、抑郁症和发胖。

★ 停止抽烟、喝酒和一切含糖的加工饮料：因为这些都会使血液缺氧和血管狭窄，带来更年期的高血压和癌症。

早餐及全天蔬果汁计划

当她停止不该吃喝的食物后，就要开始将血液中的毒素清除。我建议的甲状腺和肾上腺功能恢复蔬果汁食谱如下：

更年期清血毒、调理甲状腺和肾上腺的蔬果汁

分量：一天6杯	口感：微酸甜

材料:

· 蔬菜

全红番茄1/2个、胡萝卜1/2根、中型甜菜根1/2个、西芹1根、芦笋2根、海带1/4杯、小叶菠菜1把、发芽扁豆1/6杯

· 水果

猕猴桃2个、蓝莓1杯、枸杞1/2杯

· 香料

连皮老姜5～6片、大蒜1瓣、姜黄粉1/2小匙、迷迭香粉1小匙、丁香粉1/2小匙、香菜5根、欧芹3根

· 种子

亚麻籽2小匙、黑芝麻2小匙、火麻子2小匙

· 营养补充品

蜂花粉1小匙、卵磷脂1小匙、银水1大匙

· 好水

活性水1½杯

做法:

❶ 所有食材洗净；番茄、胡萝卜切块；甜菜根、猕猴桃去皮，切块；西芹切块；芦笋、小叶菠菜切段，备用。

❷ 活性水倒入2200 W蔬果机内，放入所有蔬菜、水果、香料、种子一同搅打成汁；再打开盖，加入营养补充品，续打约30秒，即可饮用。

 Dr. Tom Wu健康小叮咛

★ 早上喝2杯（每杯240毫升），上班前再喝1杯；剩下的蔬果汁倒入瓶子，带着外出慢慢喝，一天喝6杯。最好用吸管吸，每一口细嚼10下再吞下，让唾液同蔬果汁混匀，更容易消化和吸收。

★ 每天6杯都要在下午6点前喝完，连续喝直至更年期的不适症状消失。一般调理6～9个月就能看见成效，但也有些女性需要更长的时间才能改善。尤其是过去长期吃过多含激素的肉类的人，会需要更长的时间来清毒。

午晚餐沙拉计划

每天午晚餐先吃全生的蔬菜沙拉。食材可以和蔬果汁的一样，分量随意。如果是甲状腺功能减退者，可以加苜蓿芽1大匙、茴香头1/4杯，更多的海带；如果是甲状腺功能亢进者，可以加各种十字花科蔬菜，如西蓝花和孢子甘蓝，分量随意。沙拉酱调料也和蔬果汁的香料一样，分量各1小匙，再加入MCT椰子油30毫升、芝麻油15毫升，在小碗中调匀后，淋在蔬菜沙拉上拌匀。每一口蔬菜沙拉都要细嚼30~40下，可以帮助消化和吸收营养。

午餐吃完沙拉后，可以再吃煮半熟的蔬菜、蔬菜汤，或者酸味水果、牛油果和生坚果，如巴西栗和南瓜子。每周可以吃2次深水鱼。晚餐吃完沙拉后，可以再吃水果、生坚果，或五谷豆米饭。

更年期女性要特别注意自己的身体变化，吃对身体有益的食物：

★ 更年期甲状腺功能减退者：天天每餐都要吃海带、海苔、珊瑚藻、绿藻、螺旋藻，以及深水鱼、大蒜、巴西栗、南瓜子，同时天天喝下述能平衡甲减和甲亢的坚果奶。

★ 更年期甲状腺功能亢进者：天天每餐都要吃大黄茎、大豆（非转基因）、茴香头、青木瓜、菠菜、西蓝花、花菜、包菜、紫甘蓝、孢子甘蓝、小白菜、扁豆、杏仁、核桃、松子，同时天天也喝能平衡甲亢和甲减的坚果奶。

平衡甲状腺、肾上腺的坚果奶

材料：
巴西栗20粒、南瓜子6大匙、开心果4大匙、葵花子2大匙、黑芝麻6大匙、火麻子2大匙、大蒜3小瓣、丁香（或粉）1/2小匙、海盐1/2小匙、活性水2杯半、银水醇1茶匙

做法：

将所有食材放入料理机，打成坚果奶。

Dr. Tom Wu健康小叮咛

★ 早上喝1杯，下午喝1杯，晚上喝1杯。可以天天喝或隔天喝，根据你
的需求而定！

更年期的女性有时甲状腺功能亢进，有时甲状腺功能减退，不是天天甲状腺功能亢进。所以，要跟着自己的身体感受选择和吃对食材。

更年期如何分辨甲亢和甲减?

❶ 当你有热潮、情绪暴躁、心跳快等症状，就是甲亢的现象。
❷ 当你感觉很疲倦，有点忧郁、心跳慢等症状，就是甲减的现象。

按摩保健计划

最后，更年期综合征患者也要用优质按摩油（含天然冬青油、薄荷脑、尤加利油、薰衣草油和鸸鹋油等）来按摩颈部的甲状腺、身体双侧的肾部，以及双足的甲状腺、肾脏、乳房、子宫和卵巢反射区（见附录四）。每个位置按摩1分钟，一天按2～3次。

这位女士依照我的指示做得很彻底，所以9个月后就打电话报喜说："现在我月经很顺利，睡眠也很好。"

/237

泌尿生殖系统

前列腺增生个案参考（饮食/营养品/运动/生活计划）

前列腺是一个核桃般大小，位于直肠前、膀胱下端、包围尿道口的性腺。它的功能是在性交时分泌精液，让精子游入子宫，同卵子结合受孕。

一般来说，男性到了40岁，前列腺就会开始慢慢肥大，引起尿频、夜尿和尿时分叉的现象。有的男性小便时有刺痛感，就以为是前列腺的问题；但也可能是前列腺包围的尿道受到细菌感染而发炎，并不是前列腺本身的问题。

如果有前列腺增生，建议先大量阅读相关医学书籍或资料，对前列腺疾病有清楚的认识，再决定治疗方式。在做重大医疗决定之前，一定要先咨询其他医生的第二意见，并问问已动过手术或做过放、化疗的朋友，供您评估参考，以免造成任何遗憾。

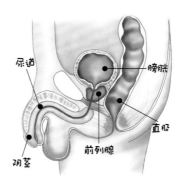

▲前列腺增生会造成生理及心理的困扰，及早调整饮食才是改善症状最佳的对策

我今年44岁，每次小便时总要花很长时间，去看了医生，抽血验出PSA值是5纳克/毫升。医生说我的前列腺有些肥大，开了药方给我，同时嘱咐我6个月后去复诊。

我问医生，为什么我的前列腺会肥大？他说很多男士过了40岁，都会有肥大的情形，导致排尿困难；吃了药之后，小便就会畅通，不用太过担心。但我服了几个月的药，排尿问题仍没有改善，医生说要切片检查之后才能知道详情，到时再做决定。

我的太太叫我去找吴医师，问问他的第二意见（Second opinion）。因为她以前有子宫肌瘤，靠吴医师教的生机饮食食谱调理，直到现在5年多了，每年体检子宫都很健康。

后来，吴医师根据我的血型及身体状况，设计了一套饮食计划，也教我利用按摩来改善症状，此外建议我补充一些营养品。想不到4个月后，我的排尿已变得很顺畅。再去验血，PSA已经下降到1纳克/毫升，不用受切片（穿刺）之苦了。

停止吃有害毒素

一般在诊治前列腺增生的病人时，会抽血验PSA。但PSA只能知道前列腺是否肥大，并不知道有没有癌症。如果PSA高过4纳克/毫升，西医可能会要病人继续服药或做切片以确认是否真的有癌。

实际上，医生在抽血验PSA时，可以一起检查前列腺酸性磷酸酶（Prostatic Acid Phosphatase，简称PAP）、癌胚抗原（Carcinoembryonic

Antigen，简称CEA）、甲胎蛋白（AFP）、β-人绒毛膜促性腺激素（Beta Human Chorionic Gonadotropin，简称HCG-β）。从这几项指标就能看出病人前列腺有无癌细胞或扩散。如果都在正常范围的最低值（0.5）以下，就表示前列腺只是肥大，没有癌细胞；如果有超标的，就可能有癌细胞，要严肃对待。

当时我希望这位病人先去验血，查清以上这些癌症指标，但他说："我如果不想验血，可不可以像我太太那样，用生机饮食来改善小便困难问题？"

我说："你的PSA值为5纳克/毫升，虽然超过标准，但还不算高。可以先靠生机饮食和服用一些天然的营养品，再配合按摩穴道，让身体有机会自己调节，恢复前列腺的正常功能。"

我询问了他的血型和血压状况，他是O型血，血压正常80/120毫米汞柱。我观察了他的左脚一会儿后，要他暂时戒掉以下的不良饮食和烹调方式：

★ 一切用米粉和麦粉制造的食物：面条、面包、包子、饺子、馒头、米粉、河粉、糕饼、饼干。这些食物含有溴化物，而糕饼、饼干又含有反式脂肪，会使前列腺肿大、长瘤。

★ 抽烟：烟草含有很多致癌物质。

★ 一切汽水、酒精饮品：汽水的生产原料是化学合成剂，含有过多的糖分；而1杯酒等于3杯糖水。癌细胞是靠糖分来生存、扩散的，如果你的前列腺已经有癌细胞，它们会加速癌细胞数量的增加。

★ 一切煎、炸、炒、烤、烧类的食物：食用油经过高温加热之后，会产生很多自由基，破坏前列腺细胞，引起细胞的癌变。

★ 一切牛奶制品：牛奶、奶油、奶酪、炼乳、奶粉、比萨、冰激凌、酸奶、含奶及糖的巧克力。这些产品都含有激素和防腐剂，会加速前列腺的增生、肿大，增加排尿的困难。

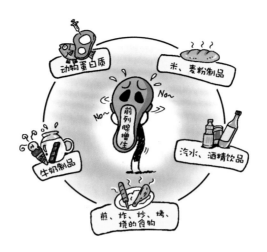

▲错误的饮食方式只会加速癌细胞的增生，阻塞尿道排尿

★ 一切打针的动物肉类，或含肉的食品：鸡肉、牛肉、猪肉、羊肉和人
   工养殖的鱼或虾。吃了这些激素肉类也会加速癌细胞的增生，阻塞尿
   道，无法排尿畅通。

此外，我也提醒他，正常的性生活是很重要的，请不要自慰，因为自慰
也会升高PSA指数。他打断我的话说："太神奇了，怎么你连这个也知道？
我一个月只自慰1～2次，这样也会导致前列腺有问题吗？"

我说："同太太圆房阴阳平衡，有助于健康；经常自慰会导致前列腺肿
大，慢慢会阳亢而干，最终会阳痿！"

早餐及全天蔬果汁计划

接下来我教他用以下的全生新鲜食材打成蔬果汁，帮助前列腺、泌尿道
保健。

泌尿道保健蔬果汁

分量：一天6杯	口感：酸甜

材料：

· 蔬菜

番茄2个（或10粒小樱桃番茄）、胡萝卜1根、中型甜菜根1个、西芹1根、芦笋3根

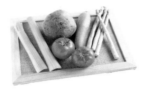

· 水果

蓝莓1/2杯（或其他莓果）、枸杞子3大匙

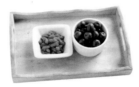

· 香料

欧芹7小根、香菜3小根、连皮老姜片3～5片、姜黄粉1小匙

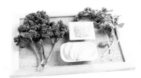

· 种子

亚麻籽2小匙、芝麻子（黑或白皆可）4小匙

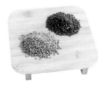

· 好水

活性水2杯

· 营养补充品

卵磷脂2小匙、蜂花粉2小匙

做法：

❶ 所有食材洗净；番茄、胡萝卜切块；甜菜根去皮切块；西芹切块；芦笋切段，备用。

❷ 活性水倒入2200 W蔬果机内，放入所有蔬菜、水果、香料及种子，一同搅打2分钟成汁；再打开盖，加入卵磷脂、蜂花粉，续打约30秒，即可饮用。

午晚餐饮食计划

午餐和晚餐先吃1大盘全生蔬菜沙拉，食材和蔬果汁一样。如果没饱，再吃水煮熟的任何喜爱的蔬菜和五谷豆米饭。午餐也可以在吃完全生沙拉后，再吃30克蒸熟的深水鱼或罐头沙丁鱼，但一星期只能吃3次。

五谷豆米饭

材料（分量随意，除非特别注明）：
稍微发芽的任何豆类半杯、糙米、黑米、紫糯米、大蒜6瓣，老姜切碎、香菜切碎、欧芹切碎、姜黄粉1小匙

做法：

❶ 将五谷米稍加清洗，加入其他食材、活性水，移入电饭锅中煮至开关跳起，即可。

❷ 吃之前，可加些枸杞子、芝麻粉、亚麻籽粉、切细碎的香菜、石榴油或亚麻籽油拌匀，味道会更好。

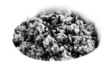

运动和按摩计划

★ 每天保持最少3次大便，能4次更好。如果没能达到3～4次大便，可购买纤维粉和芝麻粉（黑或白皆可）冲水喝。做法是将2大匙纤维粉和3大匙的芝麻粉，放入1大杯（360毫升）的温水或杏仁奶中，轻摇匀后立刻喝下；一天2～3次，务必达到3～4次大便。

★ 每天在强阳光下快步走20～30分钟。快步走是最安全、经济的运动，

阳光可以强化免疫力和修复身体损坏的细胞。也可以在温和的阳光下轻松散步半小时。

★ 每天按摩前列腺反射区。具体方法如下：

每天勤加按摩足底前列腺反射区

按摩步骤：

1. 找到男性前列腺的反射区（与女性子宫反射区位置相同），在双足内侧足踝的后面。

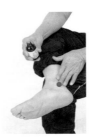

2. 在反射区均匀地涂上优质的按摩油。

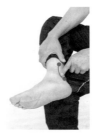

3. 手握拳，用指关节上下来回地大力按摩，持续30秒～1分钟；两脚皆要按，一天2～3次。

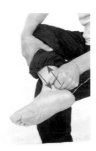

营养品补充计划

最后，我建议他补充一些营养品，让前列腺能得到充足的营养，加快前列腺恢复正常功能：

★ 帮助恢复正常的排尿功能，含植物醇成分的营养品。

★ 帮助抑制发炎，含有亚麻籽炼出来的基本油酸的营养品。

★ 帮助增加消化系统和膀胱的益菌、克制坏菌，含益生菌的营养品。

★ 帮助加强免疫系统，含有提高巨噬细胞能力的营养品。

还不到4个月时间，这位男士就打电话来报喜，同时也问我，是否还要继续这样吃。

我开心地回答："这是你自己的功劳，因为你肯努力去实行，才能在这么短时间有这么好的成效。你应该继续这样吃几个月，最好是吃到9个月。9个月以后，再抽血检验CEA、AFP、HCG和PSA。如果数值都是0，就肯定没有变异细胞或癌细胞；如果数值是0.5以上，就要继续你现在的食谱，直到数值到达0.5以下。最好是0，才是最安全的，这时候才能放松地去吃适合你O型血的食谱（请参考《不一样的自然养生法》）！谢谢你的来电，继续加油吧！"

过敏免疫

痛风个案参考（饮食/营养品/运动/生活计划）

痛风是肾脏代谢失常引起的疾病。一般来说，男性患痛风的概率比女性高得多。绝不可轻视痛风，若不改善，可能是肾衰竭、心脏病和淋巴癌的先兆。

痛风会引发关节炎、血压上升和肾功能衰退。凡是含高嘌呤（Purine）的食物，如虾、蟹、贝类、鸡、鸭、猪、牛或所有动物内脏，以及含高蛋白的豆腐都会使肾脏工作负荷过重，无法及时将尿酸排出体外。当尿酸累积在关节处结晶，尤其是大脚趾关节、脚踝、脚跟等，就会带来剧痛。酒精会加速尿酸的结晶，加重疼痛。这些就是痛风的起因。

用药物来化解尿酸晶体，并未真正解决痛风的根源。长期吃痛风药却不改变饮食，最终会引起肾衰竭及淋巴癌。唯有改变食谱，尽快针对痛风的根源处理，修复肾脏功能，方为上策。痛风患者无论什么血型，建议都要立刻转而吃A型血或AB型血的食谱（参阅《不一样的自然养生法》中的血型食谱）。同时也要知道，肾脏每分每秒都在做滤血的工作，因此痛风完全改善可能需要一两年时间，肾脏才能恢复正常的功能。痛风的剧痛虽然可以用药物或食物在7～10天内有所改善，甚至不觉得痛，但不要误会是完全好了。

以下是一位痛风病人的真实案例，供大家参考。

【中年男性，O型血】病人自述

我有痛风已经好几年，吃药未能见效。我是一位"懒"病人，生病时习惯用吃药的方法来快速解决，但痛风这个问题反反复复出现，导致我吃药的习惯维持了好几年。后来我病情加剧，腰也开始痛，这才害怕起来。有位朋友原本和我一样有痛风的毛病，但最近看到他，他说他通过吴医师的饮食指导，痛风已经很久没再出现了。经过他的介绍，我在太太的陪同之下，前去拜访吴医师。

见到吴医师，我立刻跟他说："我朋友叫我来找您，用食疗改善我的痛风。我朋友说他的痛风10天就好了……"

想不到吴医师打断我的话，说："没这么快吧？10天只是减轻痛楚，要完全改善需要一到两年的时间，你觉得你可以做到吗？"

我急着说："我不是这个意思，我是说我的朋友照着您的食谱吃，只在10天内就有明显改善。我也希望这奇迹发生在我身上，因为实在是太痛苦了，最近腰更痛到无法伸直。"

于是吴医师叫我脱掉左脚的鞋子和袜子，并询问我的血型和血压。我说："我的血型是O型，血压是125/85毫米汞柱，没有吃血压药。"

他对我说："你的血型虽然是O型，但需要照着A型食谱来吃，因为你的血液太酸，不能再吃会使血液继续加酸的食物"。接着，他教我喝青柠檬汁、吃酸涩樱桃，还有喝蔬果汁、吃豆米饭以及营养补充品等方法，来改善痛风。

照着做10天后，我的疼痛果真大幅改善了，我立刻给他回电话："如果早一点这么做，我就不用白白痛苦这么多年！我有信心，一定会完全好起来的。我要分享给我的一个朋友，他也有很严重的痛风，比我吃药的时间还长。他一定会很高兴来看您的诊，谢谢！"

停止吃使血液变酸的食物

痛风患者需要戒除以下食物，这些食物都会使血液变酸。等采用自然疗法9个月后，有所好转，再少量地吃一些；最好是等1~2两年后，腰部不再痛，肾脏完全好了再吃。

★ **禁吃牛奶制品**：牛奶、奶酪、奶油、奶粉、炼乳、比萨、冰激凌、巧克力（含牛奶成分）等。这些牛奶制品会加剧血液的酸性，使痛风更加难受。

★ **禁吃肉类、肉汤**：牛肉、猪肉、羊肉、鸡肉、鸭肉，以及动物的内脏等。这些高酸性的动物性蛋白质会使肾脏过滤功能衰退，令血液中的尿酸上升，带来剧痛。它们是痛风的起因之一。

★ **禁吃海鲜**：虾、蟹、贝类，除了一星期最多吃1次鱼或海参。因为海鲜有很高的嘌呤，会升高尿酸，也是痛风的起因之一。

★ **禁吃豆类和豆腐，但可吃稍微发芽的豆类**：发芽豆以鹰嘴豆（也称鸡嘴豆或鸡豆）、青白色的利马豆（Lima bean）和黑豆为佳。因为豆类也属于酸性食物，一样会增加骨头酸痛，只有豆芽才是碱性，才能减轻痛楚。

★ **禁吃用粉制品**：面、面包、米粉、河粉、糕饼等。这些粉制品也是酸性，痛风好转后也少吃，一星期一两次没问题。

★ **禁吃煎、炸、炒、烤类的食物**：因为食用油一经高温加热，就会产生很多自由基，破坏细胞膜，引起细胞发炎，增加剧痛，甚至癌变。

★ **禁喝汽水、奶茶、咖啡、酒精和抽烟**：因为这些含高糖分、高刺激性化学物质的饮品会加重肾脏的过滤负荷，加速肾功能的衰竭。

禁止吃会使血液变酸的食物

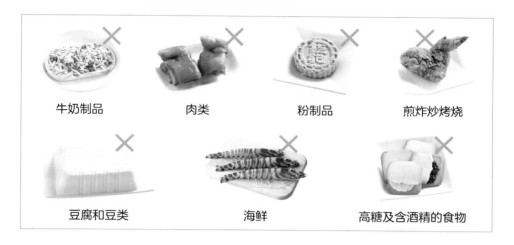

牛奶制品　　　　　肉类　　　　　　粉制品　　　　　煎炸炒烤烧

豆腐和豆类　　　　　　　　海鲜　　　　　　　高糖及含酒精的食物

　　当然，天然食物中也有一些有利于改善痛风的，比如青柠檬汁、紫红色的酸樱桃。食用方法如下：

★ 青柠檬汁连续喝4～7天：4颗大的青柠檬用手掌捏压软后，切成两半，将汁挤入4杯水量的瓶内，混合摇匀后，在一天内喝完。连喝4～7天，并且每天要喝6～8杯蒸馏水或活性水，互相交替来喝。这期间天天只能吃清蒸、水煮或全生的蔬菜，隔一天吃半杯稍微发芽的豆和五谷豆米饭。

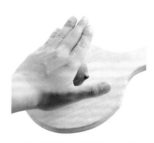

▲用手掌把柠檬用力来回压软后，可释放出更多的柠檬汁

★ 酸涩樱桃（tart cherry）每天吃30～40粒。每天吃30～40粒紫红色酸涩的樱桃，持续吃4～7天，越酸的樱桃效果越好。这期间天天只能吃蔬菜和少量的酸味水果，如猕猴桃、青苹果、百香果。

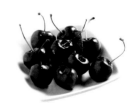

▲樱桃

这两个方法都可以很快感受到改善的效果，但这只是将尿酸晶体溶解、排出体外，是治标而非治本。要治本就要用自然疗法改善肾脏功能，快则1年内，慢则2年或更久，视病人各方面健康的情况而定。

早餐及全天蔬果汁计划

改变了不良的饮食习惯，不再将污染血液的食物送进体内后，喝强肾祛毒的蔬果汁是最佳的选择。

强肾祛毒蔬果汁

分量：一天4～5杯	口感：微酸甜

材料：

· 蔬菜

红番茄1个、胡萝卜1根、中型甜菜根1个、西芹2根、芦笋3根、防风根（parsnip）切碎1/2杯

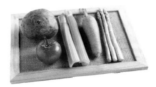

· 水果

硬的青猕猴桃2个、蓝莓1/2杯（或枸杞子3汤匙，或黑加仑1/2杯，或有籽的黑葡萄10～15粒）

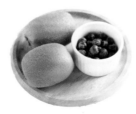

· 香料

香菜3小根、欧芹7小根、带皮老姜5～10片、姜黄粉1小匙、小茴香粉1小匙

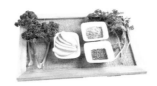

· 种子

亚麻籽2小匙、黑芝麻3小匙

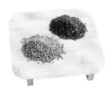

· 好水

活性水2杯（或1个青嫩椰子汁）

· 营养补充品

卵磷脂1大匙、蜂花粉2小匙、绿藻15粒

做法：

❶ 所有食材洗净；红番茄、胡萝卜切块；甜菜根、猕猴桃去皮，切块；西芹、芦笋切段；防风根切碎，备用。

❷ 活性水倒入2200 W蔬果机内，放入所有蔬菜、水果、香料、种子和绿藻，一同搅打2分钟成汁；再打开盖，加入卵磷脂、蜂花粉，续打约30秒，即可。

 Dr. Tom Wu健康小叮咛

★ 早上2～3杯当早餐，午、晚餐前1小时各1杯；一天喝完5杯，不要少于4杯，多喝会更好。

午晚餐饮食计划

午餐和晚餐可以先吃1大盘全生蔬菜沙拉，再吃些氽烫的熟蔬菜和五谷豆米饭。

午餐和晚餐的生菜沙拉可以用和蔬果汁一样的食材（分量随意），加入半杯稍微发芽的鹰嘴豆、白色扁豆或黑豆，再加些切细海带或海藻、椰子油或黑芝麻油和少量的生坚果片。记住每一口食物都要细嚼30～40下再吞下去，这样更容易消化和吸收营养。

运动和按摩计划

除此之外，每天还须搭配良好的生活习惯：

★ 每天喝6～8杯蒸馏水或活性水。可以纯净水和活性水交替来喝。

★ 每天有4次大便。如果没能达到4次，可喝纤维粉和芝麻粉水来促进肠道蠕动。方法是将2大匙纤维粉和3大匙的芝麻粉放入1大杯（360毫升）的好水或青椰子汁中，一天喝2～3次，务必保持天天4次大便。

★ 每天在阳光下快步走20分钟。虽然开始时因为疼痛有点困难，但慢慢地就会适应。也可在早晨或傍晚温和的阳光下轻松散步半小时。

★ 每天用优质按摩油涂在痛的地方，轻轻地按摩。慢慢加重力道，直到不能承受为止，每个痛的地方按摩1分钟，一天2～3次；也按摩周围相对不痛的地方，以较大的力道捏压至有痛感，按摩1分钟。之后将按摩油涂于手掌中，在腰部肾脏部位顺时针按摩49下，再以逆时针按摩49下，一天2～3次，任何时间皆可做。

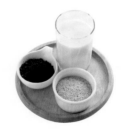

▲纤维粉、芝麻粉搭配青椰子汁混合饮用，可增加排便次数，达到清肠排毒的作用

每天按摩肾、尿道和膀胱的反射区

按摩步骤：

1. 痛风是由于尿酸累积过多，因此要经常按摩肾、尿道和膀胱的反射区（涌泉穴），先在反射区均匀地涂上按摩油。

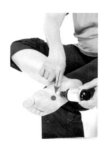

2. 双手大拇指上下按摩涌泉穴10～20下，再大力按压、放松、按压、放松持续9次，一天按摩3回。痛的地方要多按几次，让按摩效果深入。若有失禁问题者，也可以按摩此处。

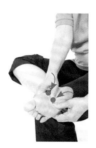

3. 按摩后，慢慢喝1大杯用温活性水冲泡的花旗参或西伯利亚参茶。绿茶、黑茶、红茶、白茶及咖啡都不宜喝，并坚持吃A型血不宜吃动物蛋白质的食谱。

营养品补充计划

我也建议他长期补充一些营养品，至少1～2年。

★ 帮助增加肾脏能量的生产、活化肾细胞，含有辅酶素（CoQ10）的营养品。

★ 帮助修复肾脏的细胞膜，含有亚麻籽油酸的营养品。

★ 帮助加强肾脏功能和平衡肾上腺激素的分泌，含有淫羊草（Horny goat weed）和玛咖（Maca）成分的营养品。

★ 补充益生菌的营养品。很多痛风患者因为长期服药或喝咖啡，肠内的益菌已经被杀光了，因此每天要适量补充益生菌。

如果痛风已经转变为淋巴癌、肾癌或肾上腺肿瘤，除了要将蔬果汁提高为6～7杯，用优质按摩油按摩肾脏和尿道反射区，以及上述营养品之外，还要额外补充：

★ 帮助平衡整体激素的分泌，含贝母（Fritillaria bulb）、荨麻（Nettle）、香附子（Cyperus rhizome）成分的营养品。

★ 帮助增强免疫力，防止血管增生的营养品。

★ 帮助肝脏排毒，含红甜菜根、百叶蓟、乳蓟、蒲公英等益肝成分的营养品。

与此同时，痛风患者最好也照本书排胆石法做4天的排胆石，让肝脏更加容易排毒，减轻肾脏的排毒压力。

肾脏衰竭修护的特别蔬果汁

肾脏病患若要尝试以上的生机饮食法，需特别添加一个食疗方：

★ 将7根欧芹、3根香菜切碎，放入蔬果机，用2杯的活性水或青椰汁打2分钟成蔬果昔。可分作2份，一份早上空腹喝，留一份下午空腹喝。喝之前最好再加1个青柠檬挤汁。

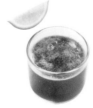

▲ 欧芹香菜汁

第三部分
Part 3 不一样的
　　　　对症调理运动

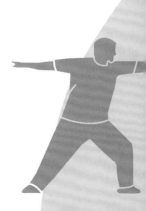

天天保持温和的有氧运动，配合正确的
腹式呼吸法，是健康良药。每天晨起和
睡前至少15分钟，按自身体能状况选
择养生调息运动，让身体伸展、动一
动，就能一整天充满朝气和活力。

　　我所提倡的养生调息运动，可称为"返老还童功"，简单易学，老少咸宜。每天早上起床时，若能配合正确的腹式呼吸，渐进式地让身体伸展、动一动，就能让你接下来的一整天充满活力，注意力会更加集中，对人对事也会处之泰然，减少发脾气和紧张情绪。

　　因此，有空时可以反复练习；若时间不多，则根据健康需求，选择适合的运动招式。要想真正达到天天健康、返老还童的功效，最好和我一样，每天早上起床和晚上睡觉前花至少15分钟练习。切记持之以恒，每天早、晚不间断地执行，才能达到最好的效果。

养生调息运动注意事项

　　1. 无须按照所有招式的顺序：可选择任何适合自己的动作，以循序渐进的方式慢慢练习。

　　2. 练习次数、速度量力而为：每个动作的练习次数可根据当天的体力，自行斟酌增加或减少；速度也根据个人的体能，加快或减慢地自由练习。

　　3. 搭配按摩缓解不适部位：运动前后，若能使用优质的按摩油，如含鹌鹑油、尤加利油、冬青油和薄荷脑油等成分的，按摩不适的部位直到按摩油被皮肤完全吸收，更有助于缓解不适。

4. 起床后、睡觉前是最佳运动时间：这套养生调息运动可随时随地练习，但是早上刚起床和晚上睡觉前练习的强身健体效果最好。

★ 早上起床先解尿、排便，喝500毫升活性温水后，休息15分钟再运动。早上做这套养生调息运动，是为了打通前一晚睡觉时因长时间固定睡姿压着一些身体部位，血液循环受阻的情形。请先解尿排便后，小口小口地喝完500毫升加少许海盐的活性温水，过15分钟后再开始运动。

★ 晚上睡觉前1小时先喝240毫升人参茶，用按摩油按摩不适部位或关节后再运动。人参茶是活性温水加人参粉和少许海盐而成，睡前先小口小口地喝完1杯，再用优质按摩油以由轻至重的力道按摩不适的部位或活络关节，直到按摩油被完全吸收；睡前15分钟再开始运动。运动结束，记得先解尿后上床睡觉。这样可消除一整天的疲劳和压力，有助于入睡，一觉安稳地睡到天亮。

对症运动导览

1. 腰部酸痛：可做第1式、第2式、第4式和第10式；如果是癌症患者，或容易疲倦、没有太多体力运动的，可选用第9式、第12式。

2. 筋骨痛和神经痛：可勤快练习第1式、第2式、第4式、第10式、第11式、第13式，会逐渐减轻疼痛，改善筋骨的活动功能。

3. 血压偏高或偏低不稳定，血液循环不好：可多做第4式、第5式、第6式、第7式、第9式、第10式、第11式，慢慢就会得到改善。

4. 防癌抗癌，调节免疫系统：可练习第8式、第9式、第12式、第14式的动作来达到目标。

第1式　改善颈椎病、肩周炎、腰痛、膝关节炎

辅助器材：瑜伽垫

练习次数：每天重复做至少5次，有时间就做12～18次。

动作1

预备姿势：采跪坐姿，臀部坐于脚后跟上（脚趾往内压），双手放在大腿上。

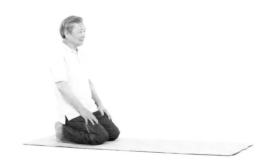

动作2

双手手掌贴地，随上半身慢慢向前伸展，直至无法伸的程度（臀部保持不动），额头几乎碰到地面；双手手掌保持固定不动（切记不可离开地板或移动位置）。

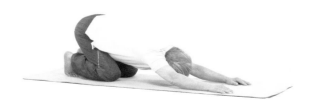

动作3

慢慢吸气，臀部离开脚后跟向前下压，上半身向前抬起，直到双手臂与手掌呈90度；然后头部往上抬高，闭气3~5秒。

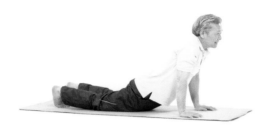

动作4

保持双手掌按压在原地不动，慢慢吐气的同时，臀部及双手臂向后推，回到动作2的位置。

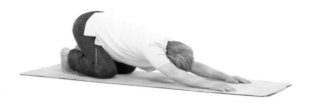

Dr. Tom Wu养生调息运动说明

★ 脚趾往内压可以刺激颈椎和肩部肌肉，缓解颈部僵硬，同时也刺激体内经脉，有打通奇经八脉的作用。

★ 此式每天练习2~3次，每次12~18下，会慢慢改善膝关节炎和肩周炎。在练习前后，可用优质按摩油缓慢深入地按摩不适的部位，如肌肉或关节，加快缓解不适。

第2式　改善颈椎病、肩周炎、背痛

辅助器材：瑜伽垫

练习次数：每天练习至少5次，建议做12~18次。

动作1

预备姿势：采跪趴姿，臀部坐于脚后跟上（脚趾往内压）；双手手掌贴地，与上半身一起往前伸展，直至无法伸的程度，额头几乎碰到地面。

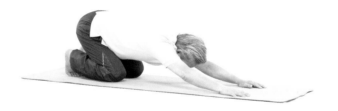

动作2

慢慢吸气的同时，臀部离开脚后跟往前下压，上半身往前抬起，直至双手臂与手掌呈90度；然后头部往上抬高，闭气3~5秒。

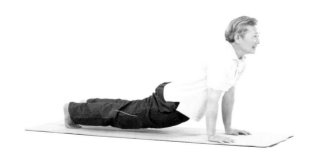

动作3

将气缓缓吐出的同时，双手掌原地不动，膝盖离地，将臀部往上提到最高点（头部往下压到最低点），双脚后跟用力往下踩，直到着地为止。

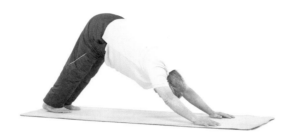

动作4

臀部慢慢下压，上半身慢慢回到动作2，同时缓缓吸气到最深处，闭气3～5秒；再慢慢吐气回到动作1，停留5秒，再继续练习。

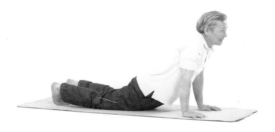

Dr. Tom Wu养生调息运动说明

★ 从动作1到动作2，双手必须保持不动（不可离开地板）。动作3若脚后跟无法着地，不用勉强，慢慢练习即可；若脚后跟能用力着地，会拉松下半身骨椎的压力，每天练习可以消除背痛，并预防弯腰驼背。

★ 如果有腰痛和背痛症状，最好也用在疼痛部位涂上优质按摩油，由轻到重地按摩1分钟，直至所有按摩油被皮肤吸收。一天按压或按摩2～3次，以及做此动作2～3次。

第3式　训练腰力，改善弯腰驼背

辅助器材：瑜伽垫

练习次数：按个人体力，刚开始可每天做3～5次，循序渐进地增加次数，直至每天做18次。

动作1

预备姿势：仰卧，双手平放于身体两侧。

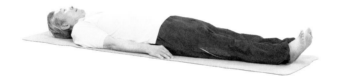

动作2

慢慢吸气的同时，头部和双腿一起向上抬起。

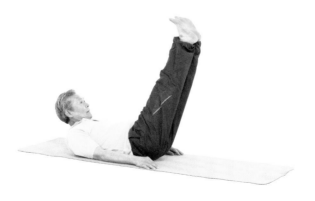

动作3

运用臀部力量将双腿往头部的方向伸直举高，臀部可稍微离开地板，闭气3～5秒（会感到腹部肌肉紧绷）。

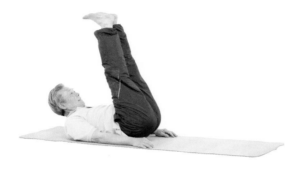

动作4

慢慢吐气的同时，头部和双脚缓缓放下，回到动作1，停留约5秒，再继续练习。

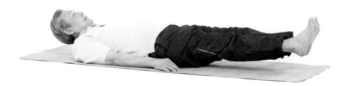

Dr. Tom Wu养生调息运动说明

★ 腰部疼痛代表肾脏有问题。肾脏是气之本，精力的源头；肾脏又是身体的"电极"，电流的源头，所以强化肾脏功能就会精力百倍，增加电流的流通从而增强身体的磁场能量，活化细胞的充电。

★ 为什么年纪越大，走路会越弯腰驼背？主要是因为腰部没有力量。每天持之以恒地练习此式，挺直背部训练腰力，就可以改善或预防弯腰驼背现象。

第4式　促进代谢功能，强健筋骨

辅助器材：瑜伽垫

练习次数：按个人体力，不必勉强，刚开始每天只能做3～5次也没关系，循序渐进地增加至每天5～12次。

动作1

预备姿势：采坐姿，双腿伸直，双手向前伸，尽量触碰到脚趾。

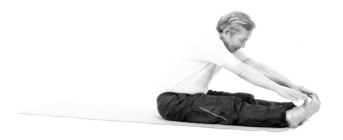

动作2

慢慢吸气的同时，上半身向后仰，双臂随之向上抬起。

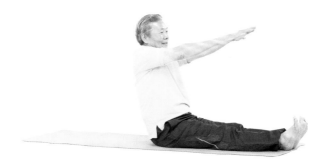

动作3

双臂和双腿都向头部举起，运用腰部及腿部力量使臀部离开地板，直至头部和双手碰到地板，这时闭气3～5秒。

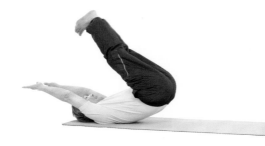

动作4

当身体往头部方向顺势带离地板时，双手打直（手背可碰触到地板），双脚尽量往头部方向勾；慢慢吐气，回到动作1，停留3～5秒，再继续练习。

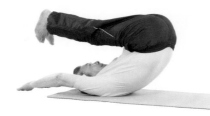

Dr. Tom Wu养生调息运动说明

★ 此式中记得闭气3～5秒，让身体细胞有时间释放出二氧化碳和吸收新鲜的氧气，则血液很快可以由黑转红（黑色血液代表身体缺氧，而红色、清澈血液代表身体充满活氧、有能量），整个身体的新陈代谢也会变得较好。

★ 如果腰部比较僵硬，双手无法摸到脚趾，也没关系。持之以恒地训练这个动作，自然可以练到像我这样筋骨柔软又灵活。

★ 此式主要是来回运用双脚和双手的力量，让身体自由地前后摆动，像不倒翁一样腰力十足，才能恢复肾脏功能，增加磁场的能量，筋骨也会慢慢强健起来。

第5式　刺激尾骨活动，调节免疫系统

辅助器材：瑜伽垫

练习次数：每天重复9～36次。练习次数越多越好，但不必勉强。

动作1

预备姿势：采盘坐姿，按个人习惯左脚或右脚在内皆可，双手分别平放于膝盖上。

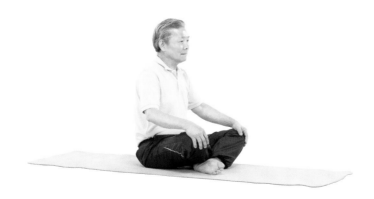

动作2

将腰部挺直，左手捂在肚脐的位置。

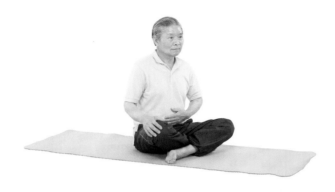

动作3

右手平放在左手背上，练习正确的呼吸法：快速吸气到丹田（肚子鼓起，感到腹部丹田处充满空气），闭气3~5秒，再慢慢地吐出（给细胞时间吸收氧气）。

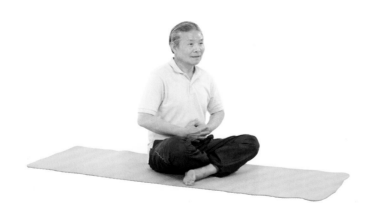

动作4

左右摇动尾骨，一边摇动，一边吸气、闭气、吐气（摇动期间动作不能停止）。动作做对了，丹田就会发出热气，随血液流通全身，脸色也会变得较为红润。

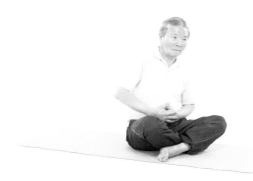

 Dr. Tom Wu养生调息运动说明

★ 此式摇摆的是尾骨，而不是臀部。尾骨较短者，可以再往后坐，总之做这个动作要碰到尾骨才会有成效。

★ 此式主要刺激人体的尾骨活动。尾骨的主要功能是生产免疫系统的白细胞（包括淋巴细胞）和红细胞。如果久坐，就会堵塞这个造血系统，造成白细胞产量不平衡。白细胞过多，会带来贫血；而白细胞太少，则免疫力下降，易感冒、发烧，容易得白血病。所以第5式～第7式是维护人体健康非常重要的环节，我希望大家经常练习。

第6式　刺激尾骨活动，有益于造血功能

辅助器材：瑜伽垫

练习次数：每天重复此动作9~36次。

动作1

预备姿势：采盘坐姿，双手分别平放于膝盖上。

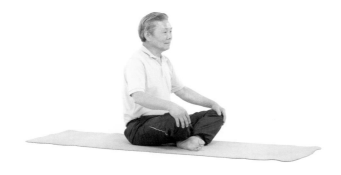

动作2

以绕半圆圈方式摇动尾骨，先顺时针转再逆时针（反之亦可），头部也随之转动，这样反复摇摆。

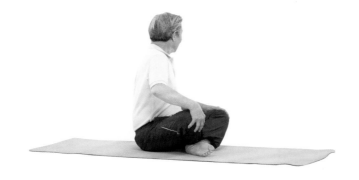

动作3

摇动尾骨的同时，配合上正确的呼吸法：吸气到丹田（肚子鼓起），闭气3～5秒，再慢慢地吐出；然后重复吸气、闭气、吐气循环。

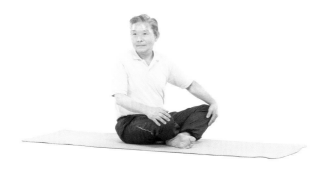

动作4

动作要缓，不要太急，双手在膝部随身体轻松摆动。注意摇动尾骨的动作与呼吸的协调。

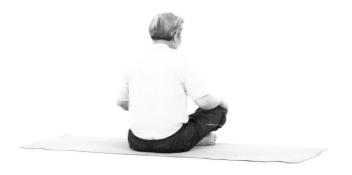

Dr. Tom Wu养生调息运动说明

★ 此式与第5式、第7式一起练习，才会有打通尾骨的造血效果，让白细胞（包括淋巴细胞）和红细胞的生产量超于正常。

★ 尾骨左右摆动可以刺激骨髓的造血和脊椎液体的波动，增加神经信号传递，有助于帕金森病和多发性肌肉硬化症的复健。

★ 如果加上用优质按摩油按摩脊椎和脊椎反射区（一天2～3次），并每天实践自然生机饮食，会更有成效。

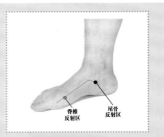

▲脊椎的反射区

第7式　刺激尾骨活动，加强神经信号传递

辅助器材：瑜伽垫

练习次数：每天重复此动作9～36次。

动作1

预备姿势：采盘坐姿，双手平放于膝盖上。

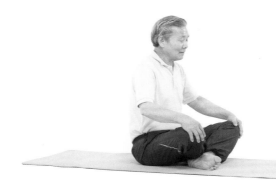

动作2

以前后方式摇动尾骨，头部也随之上下摇动。

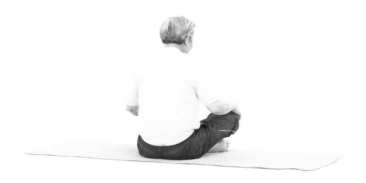

动作3

摇动尾骨的同时，配合上正确的呼吸法：吸气到丹田（肚子鼓起），闭气3～5秒，再慢慢地吐出；然后继续呼气、闭气、吐气循环。

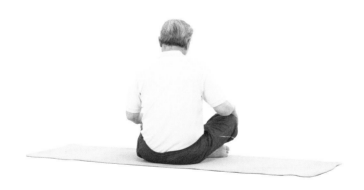

动作4

动作要缓，不要太急，注意前后摇动尾骨的动作与呼吸协调，双手在膝部随身体轻松地前后摆动。

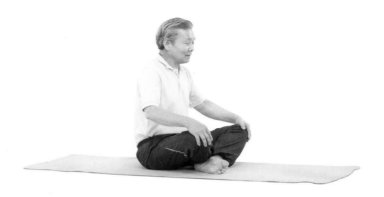

Dr. Tom Wu养生调息运动说明

★ 此式与第5式、第6式的功效相同，3个招式一起练习，才能全方位释放脊椎及相关肌肉的活力和弹性，彻底打通尾骨的造血机制，让它能恢复生产正常的白细胞（包括淋巴细胞）和红细胞数量的功能。这3式都是注重整个尾骨的功效，让骨髓的造血保持正常，也是强化免疫系统的功能和神经信号传递的功能，所以要一次做完3式，才会收到最佳的效果。

第8式　平衡激素分泌，增强性欲活力

辅助器材：瑜伽垫

练习次数：每天重复此动作12～18次。

动作1

预备姿势：采盘坐姿，双手放在脚踝处。

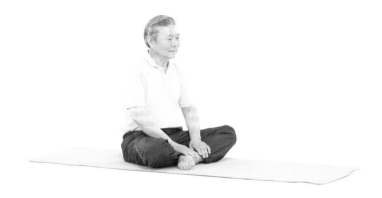

动作2

先慢慢吸气至最深处，闭气3～5秒，再慢慢吐气的同时，将上半身向前下倾，直到不能再下为止。

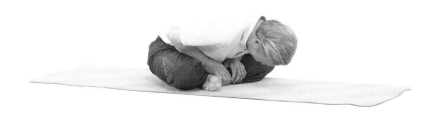

275

动作3

再次慢慢吸气到最深，同时将上半身缓缓抬起（腰部挺直后仰），闭气3～5秒后，慢慢吐气回到动作1。

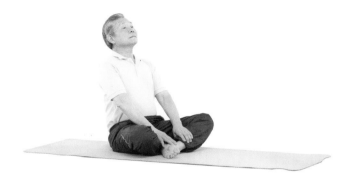

动作4

继续重复练习。

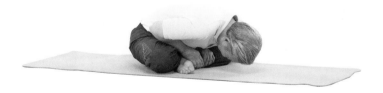

 Dr. Tom Wu养生调息运动说明

★ 记得做养生调息运动的每个动作时，心灵要净空，尽量全身放松。

★ 吐气上身向前倾时，尽量下压到不能再下为止；吸气上身向后仰时，也要尽量向后抬到不能再后为止。这样才会有效地拉动会阴和冲脉分泌激素，达到刺激会阴、打通冲脉的作用。

第9式　加强血液循环，调节气血

辅助器材：瑜伽垫

练习次数：每天重复此动作36～100次，越多越好。

动作1

预备姿势：仰卧，双手平放于身体两侧，闭起眼睛。

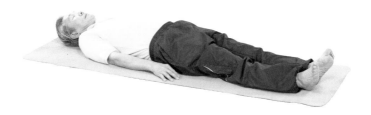

动作2

同时左右摆动3个部位：足部、臀部（尾骨）和头部。

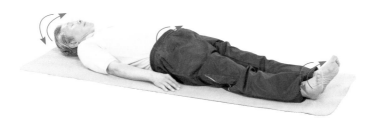

动作3

可视个人的情况先慢速练习，再逐渐加快速度。

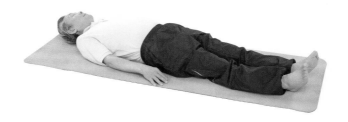

动作4

完成动作时，继续闭着眼，维持仰卧姿，练习正确的呼吸法：吸气到丹田（肚子鼓起），闭气约5秒，再慢慢地吐出。

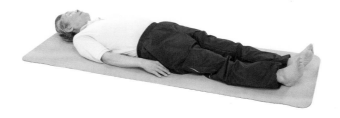

Dr. Tom Wu养生调息运动说明

★ 开始做呼吸时，要吸气到丹田，然后闭气3～5秒，再由丹田将废气吐出（感到身体如有蚂蚁走动，让每个细胞活动起来，加快新陈代谢）。

★ 腰部经常疼痛的人，如果做不了几下，也不要勉强，循序渐进地训练腰力，身体就会越来越健康。

★ 常有便秘的人勤练此式也会让排便恢复正常，还有助于减肥、净化细胞、激发淋巴液的流动，有一定的强身效果。

第10式　防止关节僵硬，促进血液循环

辅助器材：瑜伽垫

练习次数：开始每天可做9次，慢慢增加到18次，有时间就多练习。

动作1

预备姿势：仰卧，双手平放于身体两侧。

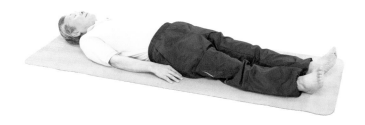

动作2

头部朝天仰，双手用力握拳（四根手指包住大拇指）；所有脚趾尽量向下抠，足背也尽量向下压。

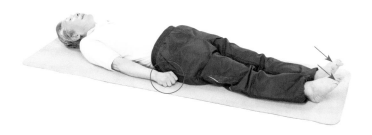

动作3

双手五指用力向后张开，手背用力向后伸展；所有脚趾用力向后伸直，足背也用力向后伸展。

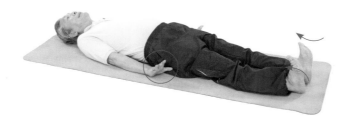

动作4

接着全身放松，休息3～5秒，再继续练习。

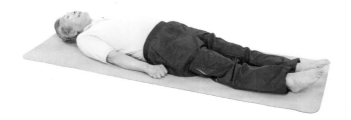

Dr. Tom Wu养生调息运动说明

★ 此式如果配合第9式一起练习，可以有效地加长健康寿命。

★ 刚开始练习时，如有抽筋现象，可先用优质按摩油大力深度按摩双足、小腿、后股及所有脚趾，再开始运动，就可避免抽筋。

★ 此式可以促进末梢血液循环，对于久坐、缺乏运动、手脚冰冷或有打键盘习惯内弯腕关节的人均有改善作用。

★ 手指和脚趾向前、向后用力张开伸展的角度，都可视个人的体能状况量力而为。经常伸展、运动手脚的末端关节，除了通经活络、促进全身血液循环，还能防止关节僵硬，如脚趾畸曲变形。

第11式 减缓膝盖退化，平衡高血压和低血压

辅助器材：瑜伽垫

练习次数：开始可每天来回做9圈，慢慢地增加到18圈，有时间就多
练习。

预备姿势：仰卧，双手平放于身体两侧。

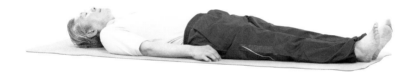

抬起双脚，呈预备蹬自行车的姿势。

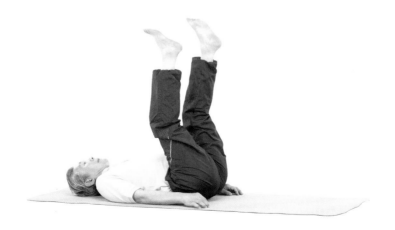

动作3

双脚慢慢从上往下，像蹬自行车一样画圆圈。

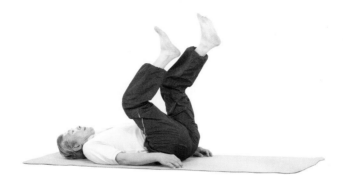

动作4

双脚再慢慢从下往上，像蹬自行车一样画圆圈。

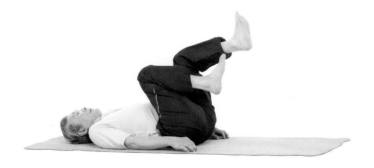

 Dr. Tom Wu养生调息运动说明

★ 此式搭配第9式一起练习，有助于平衡高血压和低血压，是安全又无副作用的好方法。

★ 练习此式之前，也可以用优质的按摩油涂在膝盖皮肤上，稍用点力气按摩，直至按摩油被完全吸收后，再开始练习。

第12式　增强体力，提振精神

辅助器材：瑜伽垫

练习次数：每天重复左右摆动18～36次，越多越好。

动作1

预备姿势：采站立姿，双脚与肩同宽，全身放松。

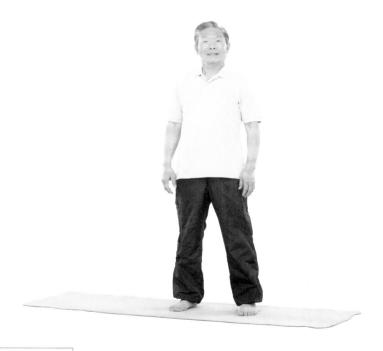

动作2

双手和头部随着腰部慢慢往右转，腰部尽量往右后方伸展。

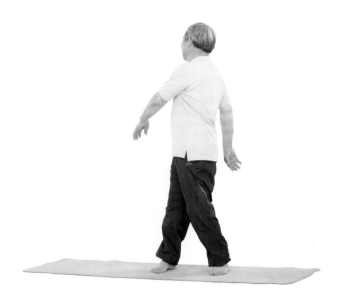

动作3

头部、腰部及双手慢慢往左转，腰部尽量往左后方伸展。

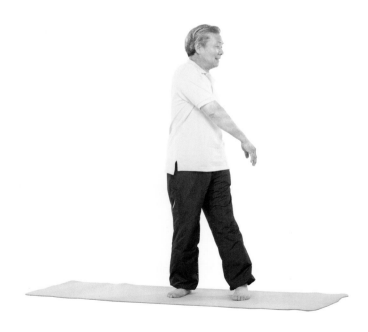

动作4

回到动作1。

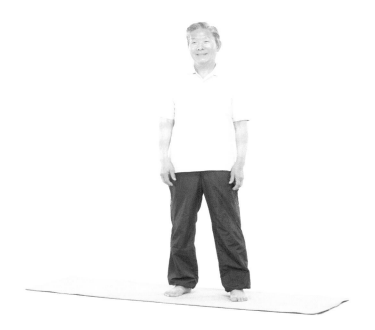

 Dr. Tom Wu养生调息运动说明

★ 这是暖身的基本动作，刚开始先做小幅度摆动，视自己的体力状况再慢慢加大摆动幅度（切记摆动时双脚不要移动位置）。

★ 如果腰部无法转动很大的幅度，也没关系；只要持之以恒地练习，整个身体的柔软度会变得越来越好。

★ 当身体非常疲劳时，可以闭着眼睛放松地练习此动作，则会有"充电"般增加能量和气力的效果。因为肾脏是气之本及"电流"的源泉，只要肾脏恢复正常功能，就能提升身体磁场的能量，达到气血双收的效果。

第13式　舒缓腰痛、背痛，改善肩周炎

辅助器材：瑜伽垫

练习次数：每天重复练习18～36次。

动作1

预备姿势：采站立姿，双脚与肩同宽。

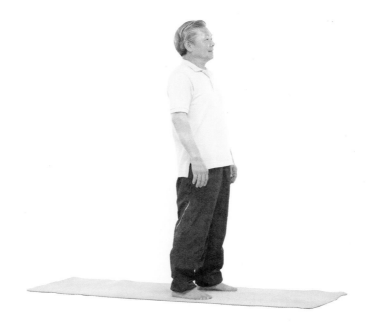

动作2

　慢慢吸气（提肛、闭肛）的同时，双臂平直地从下往上举高，到往后伸展，双脚不要移动位置。

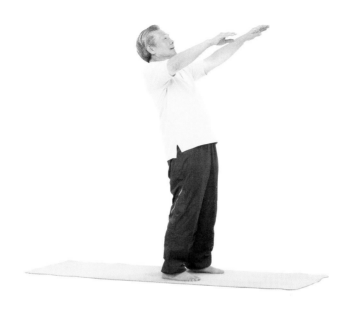

动作3

上半身随着手臂动作慢慢后仰，后仰程度视个人体能状况而定。

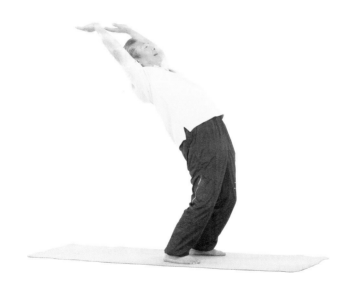

动作4

慢慢吐气（松肛）的同时，上半身及手臂慢慢向前划下，直至弯下腰，双手自然下垂穿过两脚之间。

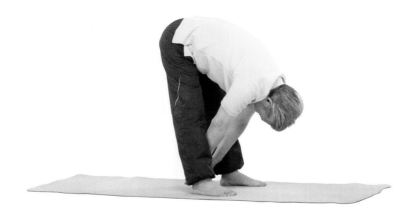

 Dr. Tom Wu养生调息运动说明

★ 此式身体往后仰时，速度越慢越好，以免导致跌倒或扭伤腰部。刚开始练习时，视自己的体力及身体状况慢慢做，不用勉强一次到位。

★ 此式可以打通身体的奇经八脉，舒缓肩周酸疼和僵硬，改善驼背、背痛、腰痛，甚至可能将下坠的五脏恢复原位。

★ 如果加上用优质按摩油大力按摩双肩的关节、肌肉及肩膀反射区（如右图），效果会更好。

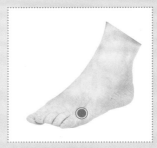

▲ 肩周炎的反射区

第14式 调节免疫系统，促进淋巴循环

辅助器材：瑜伽垫

练习次数：每天重复练习9～36次，若能逐步提升到60次以上，对身体更好。

动作1

预备姿势：采站立姿，双脚与肩同宽。

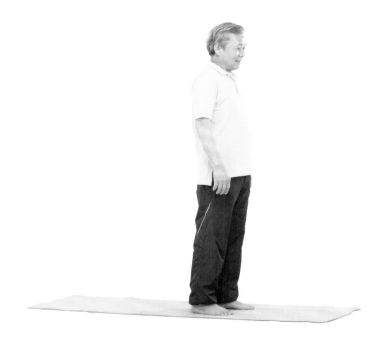

动作2

双脚离地，全身也放轻松，往上跳动。

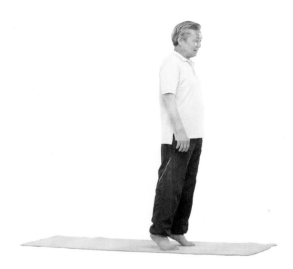

动作3

双脚可先一点一点离地跳跃，再慢慢增加跳动高度。

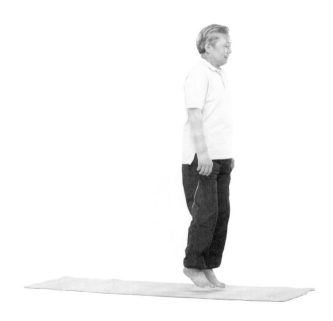

动作4

慢慢练习一段时日之后，就可以越跳越高了。

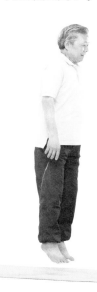

 Dr. Tom Wu养生调息运动说明

★ 此式看似简单，实则不容易，一般人能跳到36下，已经要掌声鼓励了。所以刚开始练习不要太急，循序渐进地增加次数即可；但要每次做到60下以上，才能开始激发起淋巴液的波动。淋巴系统中有许多淋巴结保卫，淋巴结犹如免疫军队的"哨站"，淋巴液的军种都要先受到"哨站"的检查才能通过。

★ 我们平时大多数的动作都不会干扰淋巴液的缓慢运行，因为淋巴管太细，每一小节又有淋巴结保护，所以不会像血液那样快速地运行。淋巴液主要的功能是带动人体的免疫系统的循环，一旦淋巴液不通就容易患癌症。所以利用这个动作，可以把淋巴液拉上拉下（让它的地心吸引力增至2倍），顺畅地打通淋巴液的流动，增强免疫系统的军队，同时也促进血液循环，改善双腿肌肉的弹性及防止抽筋。

第四部分
Part 4 不一样的
对症改善按摩

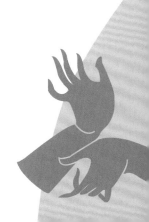

温和、简单的对症脚底和全身按摩法，是有益的保健方法。有助于改善头晕头痛、耳鸣、肩颈腰背酸痛、运动后肌肉酸痛等，并舒缓紧张情绪，减轻疲劳，帮助入睡，提神醒脑，恢复元气。

对症改善按摩须知

如果你每天感觉很疲劳，又不能得到充分的休息时，那么建议你花几分钟，执行本章提供的温和又容易的按摩法来舒缓疲劳和紧张情绪，也有助于身体排毒，改善常见的慢性病症和预防癌变。

首先，请随身准备1小瓶优质按摩油（含鹈油、尤加利油、冬青油及薄荷脑油等成分的更好），以备不时之需。市面上有很多便宜的劣质按摩油，也有价格比较贵的优质按摩油，务必选择对健康有利的按摩油。

现在按摩养生中心随处可见，如果感到疲乏无力，只要花点钱请人按摩，就会立即恢复元气。脚底按摩和全身按摩都是很好的保健方法。若时间和经济条件允许，每星期可做1～2次保健按摩；若不想花钱请人按摩，自己动手或让家人帮忙按摩，多多益善。

然而注意，不要为了短暂的舒适而忽视一些健康隐患，比如花大钱却遇到不良按摩师，不为你的健康着想，或者使用质量不佳的按摩油。有些劣质按摩油或多或少含致癌成分，小心缓解压力不成，反而将致癌成分送入身体，危及健康。

选择优质的按摩油

优质按摩油，包含鸸鹋油（Emu Oil）、尤加利油（Eucalyptus oil）、冬青油（Methyl Salicylate）和薄荷脑油（Menthol）等特殊成分。

★ 鸸鹋油：取自澳大利亚的鸸鹋，油脂具有渗透力极强的中链甘油三酸酯。用按摩的方式将中链甘油三酸酯从皮肤外层慢慢渗透至最内层，可防止皮肤表层的水分蒸发，从而改善皱纹，保持皮肤的弹性和滋润。

★ 尤加利油（桉叶油）：唯一可产生臭氧（O_3）的油，它能将多余的1个氧原子转让给自由基，将自由基中和、消灭。

★ 冬青油和薄荷脑油：依据中医的阴阳冷热理论，可促进皮肤细胞自然收缩和放松，舒缓紧张情绪，减轻头晕脑涨等不适。也有刺激神经、加速血液循环、缓解肌肉或关节疼痛的作用。

只需将按摩油涂于疼痛的关节或肌肉处，大力深度地按摩1～2分钟，一天2～3次。对于风湿症、腰酸背痛、头晕头痛和运动后肌肉酸痛，都有一定的辅助功效。

鸸油和尤加利油有相辅相成的作用，女性可在沐浴后，使用含这几种混合成分的按摩油按摩乳房，促进乳房血液循环和排毒。

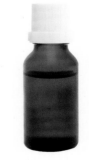

▲劣质按摩油会有安全隐患

第1招　平衡激素，缓解头痛

按摩次数：每回至少9次（任何时间皆可）。

动作1

将优质的按摩油（或任何一种天然、无毒的按摩油）搽在双手食指的指尖。

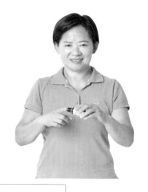
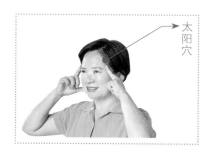

太阳穴

动作2

双手大拇指撑在侧面下巴上，食指指尖用适度的力量，画圆圈地按摩太阳穴。

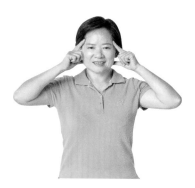

297

第2招 改善耳鸣不适，舒缓紧张情绪

按摩次数：每回至少9次（任何时间皆可）。

动作1

双手食指用适度的力量按压听宫穴（耳屏与下颚关节之间，张口时呈凹陷处）。

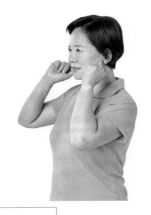

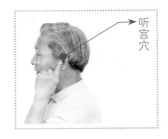

动作2

按压听宫穴的同时，嘴巴张开，大声一直喊"啊……啊……啊……"

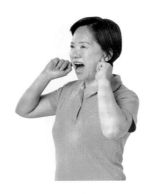

第3招　提升睡眠质量，平衡情绪

按摩次数：每回至少9次（任何时间皆可）。

动作1

将中指和食指张开，比成"V"字手势。

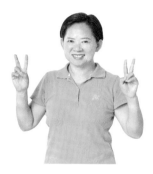

动作2

夹着耳朵向上、向下推，来回搓揉两侧耳朵。

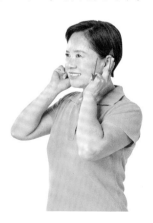

第4招　提升活力，调节免疫力，养生长寿

按摩次数：每回至少9次（任何时间皆可）。

动作1

用双手大拇指和食指捏住耳垂。

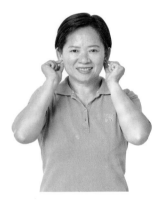

动作2

用力往下拉，松开，再往下拉。

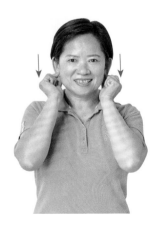

第5招　改善疲劳，提神醒脑，明亮眼睛

按摩次数：每回至少9次（任何时间皆可）。

动作1

将双手的食指、中指、无名指伸直。

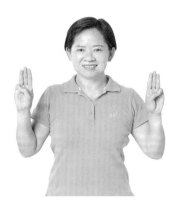

动作2

放在后颈部，用力向后推9次以上，之后停在风池穴，按摩数次。

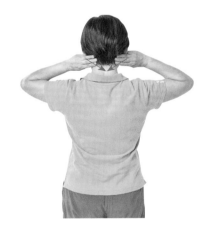

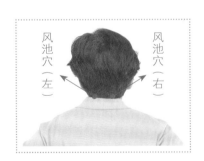

风池穴（左）　风池穴（右）

/301

第6招　帮助入睡，提升记忆力

按摩次数：每回至少10次（任何时间皆可）。

动作1

将双手的手指伸直，有弹性地轻拍后颈部的小脑处10次或数十次。

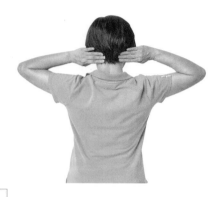

动作2

双手扶住头部，四指前后推压，同时大拇指按摩翳明穴、安眠穴和风池穴（如图所示）。

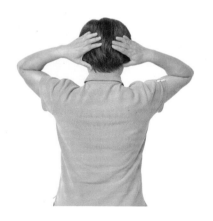

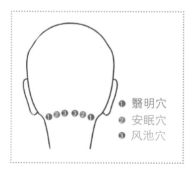

❶ 翳明穴
❷ 安眠穴
❸ 风池穴

第7招　改善肩膀酸痛，舒松淋巴结，预防肩周炎

按摩次数：每回至少9次（任何时间皆可）。

动作1

将优质的按摩油（或任何一种天然、无毒的按摩油）搽在左手食指、中指和无名指尖。

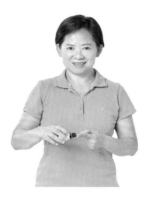

动作2

左手掌以中间的掌纹为基线（如图红线位置），按在右肩膀上。

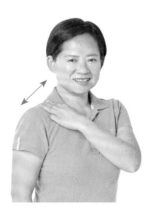

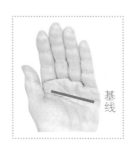

基线

动作3

用力有节奏地叩击右肩，中指落在肩井穴（第7颈椎至肩头的中点），增加效力。

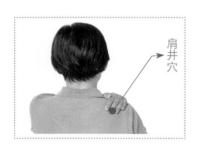

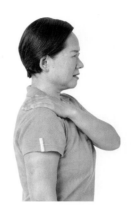

动作4

接着以右手用力有节奏地叩击左肩，中指落在肩井穴，增加效力。

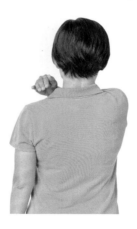

第8招　预防、改善肩周炎

按摩次数：每日重复此动作9回（任何时间皆可）。

动作1

采站立姿，全身放松，双臂自然垂直。双肩向后画圈，感觉肩胛肌往后拉动，重复9次。

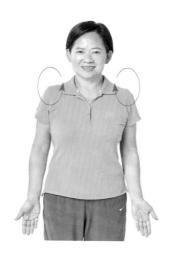

动作2

然后向前画圈，感觉肩胛肌往前拉动，重复9次。

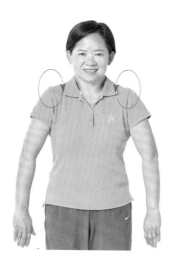

第9招　增加肺活量，帮助排出废气

按摩次数：每日重复此动作，左右至少各9次（任何时间皆可）。

动作1

将右手掌拱起，利用空掌心的力量。

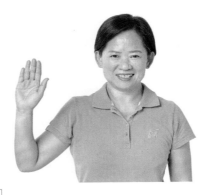

动作2

拍打左胸上侧的中府穴（锁骨外端下部，举起手臂时深陷部位的下方2~3厘米处）9下。

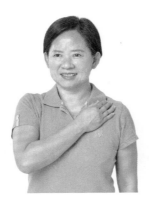 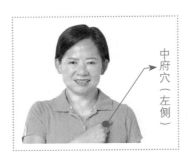

中府穴（左侧）

动作3

换另一侧，用左手掌拍打右侧中府穴9下。

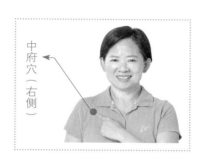
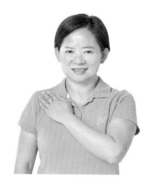

中府穴（右侧）

第10招　改善腰痛、背痛不适

辅助材料：按摩油

按摩次数：每日重复此动作9次以上（任何时间皆可）。

动作1

将优质的按摩油（或任何一种天然、无毒的按摩油），搽在双手大拇指外的4根手指上。

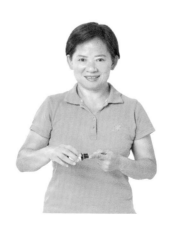

动作2

用双手的4指按摩腰部，并往左右两侧推动，重复9回，再轻轻拍打腰部舒缓放松。

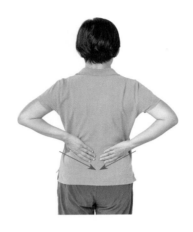

第11招　改善背痛不适

按摩次数：每日重复此动作9次以上（任何时间皆可）。

动作1

双手握拳，利用手背的手指关节按摩整个下背部。

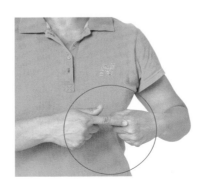

动作2

将双手一上一下靠在后背脊柱上。

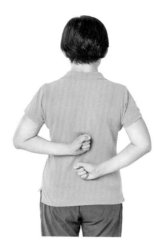

动作3

双手以左右来回搓揉，并慢慢往下移动。

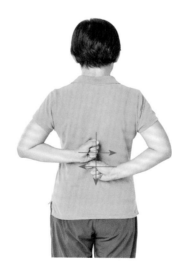

动作4

再慢慢往上移动，左右来回搓揉。

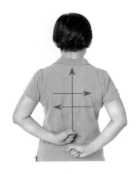

第12招　消除疲劳和水肿，调节免疫系统

按摩次数：每回最少做9次（任何时间皆可）。

动作1

采坐姿，将右脚放在左膝上，然后左手握住所有右脚趾，右手握住右脚踝。

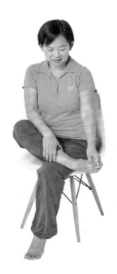
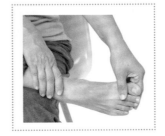

動作2

以画圆圈的方式，将右脚掌顺时针旋转10～20次，再逆时针旋转10～20次。

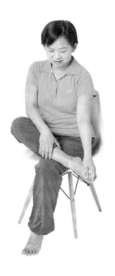

動作3

仍旧握着右脚趾（右手握住右脚踝），上、下摆动整只脚10～20次。

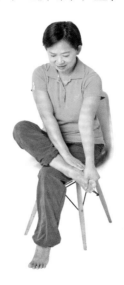

动作4

大力按下足部解溪穴（如图）再松开9次，之后以顺时针按摩9次，消除脚部的水肿。

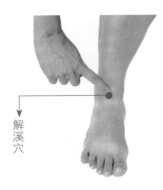

解
溪
穴

动作5

接着用双手的大拇指用力按压脚底，以二平行线的方式，从上往下按压10～20下。

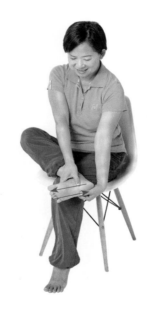

动作6

　　将右脚放下来，用双手掌从下往上拍打腿部的左右侧10～20下。完成后换脚，重复动作1～动作6。

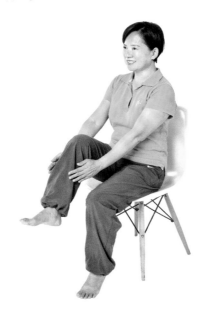

 吴医师的小叮咛

★ 如果脚踝有水肿，可先涂上优质按摩油，力道由轻到重慢慢地按摩和
　 按压水肿部位约1分钟；之后按照动作2、动作3画圆圈，再加上动作4
　 的按压。一天做2～3次，可保持血液和淋巴液的疏通流畅。

★ 做完了脚部按摩法之后，请慢慢地地喝下1大杯柠檬参茶，但不要加
　 任何的糖或蜂蜜调味。

柠檬参茶

材料：
　青柠檬1个、人参根粉2小匙、温的好水300～450毫升

做法：
1. 将青柠檬用手先捏压至软后，对半切，挤汁。
2. 将柠檬汁倒入一个大杯子中，再加入人参根粉，倒入温的好水拌匀即可饮用。

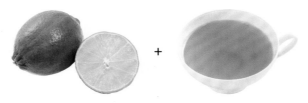

 Dr. Tom Wu健康小贴士

★ 饮用方法：一小口一小口慢慢地地喝下去。

★ 人参根粉即是使用人参根研磨成的粉。如果血压正常或偏低，请改用吉林参或高丽参，而血压偏高请用西洋参。

附录一　蔬果汁的食材处理与好水选择秘诀

大功率蔬果机的食材最佳放入顺序

★ 打蔬果汁前，将蔬菜和水果都切细、切小块。

★ 质地软的蔬果放在蔬果机的杯子底部。

★ 质地硬的蔬果则放在上层。

★ 再加2杯纯净水或活性水打成汁。

★ 卵磷脂和蜂花粉在其他食材搅打成汁后再加入，用低速搅打10～30秒即可。

★ 纤维粉则是在喝蔬果汁之前，放入净水、豆浆、杏仁奶或燕麦奶中调匀后喝下，有减肥的作用。

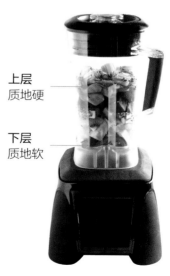

上层
质地硬

下层
质地软

蔬果汁常用食材的处理秘诀

食材	处理方式	食材	处理方式
红色甜菜根	只需切除不干净或破损的表皮	发芽豆类	冲洗干净
		枸杞	冲洗干净
胡萝卜	不去皮，切块	梨子	连皮，切块
白萝卜	可不去皮，切块	菠萝	去皮，不去心，切块
生玉米	削下玉米粒	牛油果	去皮，不去籽，切块
红薯	不去皮，切块	柠檬	洗净后，削去绿色表皮，保留白色的纤维和果肉部分，切成块状，不用去籽
西芹	不去皮，切块		
芦笋	切段		
番茄	去蒂，切块	猕猴桃	去皮，切块
苦瓜	保留少量籽，切块	木瓜	洗净，留皮、留少量的籽，切块
大黄瓜	留皮及籽，切块		
小黄瓜	不去皮，切块	火龙果	去皮，切半
花椰菜	不去茎，切块	苹果	不去皮，不去心，切块
紫甘蓝	切小块	麝香红葡萄	不去皮，也不去籽
嫩菠菜叶	切段	葡萄柚	不去皮，也不去籽
甜菜叶	切段	石榴	削去外皮，保留白色纤维和果肉的部分，籽也要保留籽及白色的部分
香菜（芫荽）	切段		
欧芹（巴西利）	切段	小番茄	要用全红的，不带绿色。

什么是活性水

所谓的"活性水"，是从植物中提炼出来的有机活性矿物质浓液，经蒸馏水、RO逆渗透水、碱性水、电解水等净水稀释后，所得到的活性矿物质水。所以，活性水实际上是一种浓缩液。

建议活性水的兑水比例：将10毫升浓液加入1000毫升好水中，或将30毫升溶液加入3000毫升好水中摇匀，得到4杯或16杯（每杯250毫升）的活性矿物质水，简称活性水。这调好的活性水可以用于蔬果汁，也可以作为每天的饮用水，或用来煮汤、煮饭、泡茶。

好水包括蒸馏水、反渗透水、电解水、质子水、碱性水、电子水、频率水等，都能净化身体的细胞，平衡身体的酸碱性。我常常强调喝好水的重要性，因为我们的身体70%是水分，天天都要供应好水给它，帮助每个细胞的排毒代谢。

但这些好水的源头还是自来水，还是含有病原体的概率。只有100%的蒸馏水，以及山泉水、昆仑水、天池水才彻底摆脱污染的病原体。这些山泉水的矿物质是来自岩石矿物质，虽然已经过电解成负离子，但大小仍几十倍于细胞内的活性矿物质，我们的细胞无法吸收和代谢；反而会阻塞细胞与细胞之间的空隙，滞缓营养的供应。所以，矿泉水可以净化身体的细胞、加速细胞的排毒和平衡身体的酸碱性，但还是不足以弥补细胞所需的活性矿物质。也就是说，并不能活化、年轻化身体的每一个细胞。

所有的天然蔬果中都有人体亟需的有机活性矿物质，只因土壤的长期耕种、肥力下降，蔬果中的活性矿物质也渐渐不足。有时候我们即使吃了有机的蔬果，还是不能供应身体细胞足够的活性矿物质。

而活性水是科学家将蔬果中的活性矿物质提炼出的浓缩液，其中的有机矿物质就是蔬果中的矿物质，大小相当于细胞内的矿物质，所以可以自由无阻地进出细胞膜，加速细胞吸收矿物质，并排出细胞中毒物，年轻化细胞。因此我建议病人通过饮用活性水，来补充身体缺乏的活性矿物质。

　　当然，如果没有活性水，仍可通过每天喝上6杯以上蔬果汁，和每餐食用大量的全生蔬菜沙拉，来弥补活性矿物质不足的问题。

附录二　癌症筛检指标

　　用普通的验血筛检以下指标，可提前5～15年预知癌细胞的存在及起因：

　　第一组 预知癌的存在： CEA 、AFP 、HCG

　　第二组 预知癌的起因： TSH 、CRP 、LDH 、GGT 、ALP

	检查项目	检查结果	西医与自然疗法正常标准值参考
预知癌的存在	CEA（癌胚抗原）	预知全身任何地方是否已经有癌细胞	西医的正常参考范围为0～5；自然疗法的正常范围为0～0.5，最高不能超过0.5
	AFP（甲胎蛋白）	预知全身任何地方是否已经有癌细胞	西医的正常参考范围是0～6.6；自然疗法的正常范围是0～0.5，最高不能超过0.5
	HCG（人绒毛膜促性腺激素）	身体一有癌细胞就会出现	西医的正常参考范围是<5；自然疗法的正常范围是<0，最高是零

续表

检查项目	检查结果	西医与自然疗法 正常标准值参考
TSH （促甲状腺激素）	预知免疫系统功能的高低	西医的正常范围是0.4~4.9；自然疗法的正常范围是1.2~1.8
CRP （C反应蛋白）	预知细胞是否发炎	西医的正常值是<5；自然疗法是<0，最高是零
LDH （乳酸脱氢酶）	预知癌细胞是否已经恶化	西医的正常范围是120~235；自然疗法是110~120
GGT （谷氨酰转肽酶）	预知肝脏毒素高低	西医的正常范围是9~36；自然疗法是3~7
ALP （碱性磷酸酶）	预知血液的酸度	西医的正常范围40~150；自然疗法是30~40

（最左侧合并单元格：预知癌的起因）

常见癌症指标与疾病对照表

项目名称	相关疾病参考
CEA 癌胚抗原 Carcinoembryonic Antigen	体内有癌细胞活跃，包括直肠癌、乳腺癌、肝癌、肺癌、胰腺癌或其他地方的癌变
AFP 甲胎蛋白 Alpha Fetoprotein	肝癌、睾丸癌、乳腺癌、肺癌或其他地方的癌变
HCG 人绒毛膜促性腺激素 Human Chorionic Gonadotropin	睾丸癌、前列腺癌、卵巢癌、肺癌、子宫癌或其他地方的癌变
CRP C反应蛋白 C-Reactive Protein	细胞发炎、心脏病、关节炎、癌症

（最左侧合并单元格：癌症指标）

续表

	项目名称	相关疾病参考
癌症指标	TSH 促甲状腺激素 Thyroid Stimulating Hormone	甲状腺功能、免疫功能、体毒的高低
	LDH 乳酸脱氢酶 Lactate Dehydrogenase	肝功能异常、体内有恶性癌细胞
	ALP 碱性磷酸酶 Alkaline Phosphatase	肝功能异常、骨髓有异常、骨癌、血液呈现过度酸性
肝脏指标	AST（SGOT）谷草转氨酶 Aspartate Aminotransferase	肝功能
	ALT（SGPT）谷丙转氨酶 Alanine Aminotransferase	肝功能
	GGT 谷氨酰转肽酶 Gamma Glutamyl Transferase	酒精性肝炎、药物性肝炎、肝脏中毒的轻重
	HBsAg 乙型肝炎病毒表面抗原 HBV Surface Antigen	体内有乙型肝炎病毒
性生殖器官指标	CA15.3 癌抗原15.3 Cancer Antigen 15.3	乳腺癌、肺癌、肠胃癌
	CA125 癌抗原125 Cancer Antigen 125	卵巢癌、子宫癌、肺癌
	HE4 人附睾分泌蛋白4 Human Epididymal Protein 4	卵巢癌、子宫癌、前列腺癌、睾丸癌或任何生殖器官的癌变
	S毫升 鳞状细胞癌 Squamous Cell Carcinoma	宫颈癌、食管癌、脑癌、颈癌
	（男）PSA前列腺特异抗原 Prostatic Specific Antigen	前列腺癌、前列腺增生
肠胃指标	CA19.9 癌抗原19.9 Cancer Antigen 19.9	消化系统癌，如胰腺癌、胆囊癌、大肠癌、肝癌、胃癌、肺癌

	项目名称	相关疾病参考
肠胃指标	CA72.4 癌抗原72.4 Cancer Antigen 72.4	消化系统癌、胰腺癌、胃癌、肠癌
	CA50 癌抗原50 Cancer Antigen 50	胃癌
呼吸器官指标	NSE神经元特异性烯醇化酶 Neuron Specific Enolase	肺癌
	Cyfra21.1细胞角蛋白 Cytokeratin Fragments 21.1	肺癌、膀胱癌、头颈癌、乳腺癌
	EB-Ig A EB病毒IgA抗原 EBVirus IgA	鼻窦癌、鼻咽癌

附录三　食品添加剂、塑化剂的自然解毒代谢法

人类的原始祖先们吃天然的蔬菜、水果、五谷杂粮为生，虽然食物粗糙，但并没有现代人这些高发的慢性病和重症。其实药食同源，天然蔬果本身有治愈一些病症、强化生物抵抗力的作用。

反观我们现代人，沉迷于人工制造、色香味俱全的"假食物"和速食食品，却不肯多吃大自然生长出来的"真食物"，才会导致诸病缠身，甚至非自然死亡！大家要知道，为了使这些"假食物"在货架上停留较长的时间，让它们不腐臭、颜色又好看，以吸引大众掏钱购买，厂商会添加许多合法和不合法的化学物质，如防腐剂、调味剂、调色剂、香料剂，甚至激素等。其

实这些添加剂对于身体健康有危害。

拿饮料中的一种添加物"起云剂"为例。它是一种无害大众健康的合法添加物，是由棕榈油、阿拉伯胶、葵花油等天然油组成的混合物。它常被用于非天然果汁（即化学果精）、运动饮料、果酱、糖浆、果冻等饮品和食品的生产中，来帮助饮品变成乳状，阻止水和油的分离及沉淀。但起云剂的稳定性不高，短短几个月就会由无色变质为浅黄色，也由无味变为轻微的油臭味。这是厂商们不想发生的事，因为会影响产品的销路，于是千方百计地设法保持品质不变，甚至还希望降低成本。因此，才有不良厂商非法地将塑化剂邻苯二甲酸二酯（DEHP）、邻苯二甲酸二异丁酯（DIBP）等加入饮品和食品中，以达到目的。

这两种塑化剂都是有毒的工业塑料软化剂，原本是用于塑胶用品，如坐垫、沙发扶手、含氯保鲜膜、速食盒、塑胶瓶、泡面和即食米粉容器、油箱、儿童塑胶玩具、指甲油和香水等。也就是说，它们早就已经充斥在我们的生活空间。不只是非法地直接加入食物中，还会从泡面或便当包装盒、食物保鲜膜、化妆用品等间接地进入人体。尤其是将经过煎、炸、炒、烤等高热烹制的食物，装入塑胶袋后拿回家吃喝，更容易使塑胶用品的塑化剂溶入食物，危害大家的健康。

塑化剂会导致男性婴儿的性别紊乱，即儿童内分泌失调和生殖系统发育

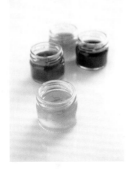

▲各种色彩鲜艳的饮料、果酱都含有化学添加剂

不全，以及成人的生育能力下降、肝脏及肾脏损伤，乃至于导致癌细胞快速成长而演变成肝癌、肾癌和膀胱癌，它们的毒性甚至大于加入奶粉的三聚氰胺！

塑化剂并没过经食品安全和卫生部门的许可，成为食品添加剂。而是厂商为了商品的美味、美观和销路，不顾大众的健康加入起云剂内，用于果汁、果酱、果浆、面包、蛋糕等各种

食品的生产制作！更有甚者，还添加在抗胃酸剂等胃药中。

要知道，一切化学添加剂和非天然的人工合成药物进入人体后，一部分由粪便及尿液排出体外；另一部分进入肝脏，但因为没有相关的酶素来分解，无法代谢。长期摄取这类含有化学添加剂的食品，会让化学毒素慢慢积累在肝脏，加大肝脏的负荷压力，最终可能引发肝硬化及肝癌的危机，不可不慎！

如果以前常吃一类的人工制造食品，但现在想将以前积累于体内的毒素排出，是有方法的：

自然解毒代谢法

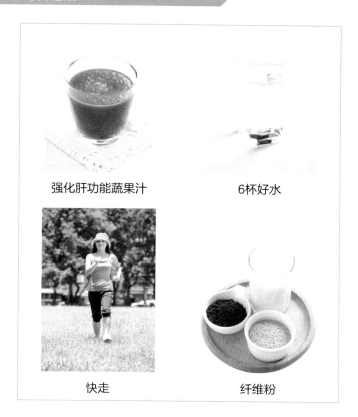

强化肝功能蔬果汁　　　　6杯好水

快走　　　　纤维粉

❶ 用正磷酸做4天的排胆石（参考本书第168页）。让胆囊疏通，肝脏有机会将无法代谢的废物送入胆囊，制造成有用的胆汁流入十二指肠，

帮助分解脂肪后，流入大肠随粪便排出体外。

❷ 一天喝6杯清血毒蔬果汁（参考第45页），另一天喝6杯净化肝脏血液的蔬果汁（参考第178页），如此交替地喝4～8个月，再减少为每天喝4杯来保健。

❸ 每天喝6杯活性水，来净化、保护肝脏和肾脏，免于被化学添加物破坏、损伤。

❹ 每天在强阳光下快步走20～30分钟，让毒素由汗腺流出。

❺ 每天保持4次大便，让毒素由大肠排出。

❻ 通过验血查看各种癌症指标（见附录二），来判断体内毒素是否已经造成癌细胞的活跃。千万不要小看这些验血报告，如果这些指标超出自然疗法的正常范围，就要立刻实施生机饮食6～9个月，将体内致癌的毒素排出。这样就可预防毒素累积成肿瘤或恶性肿瘤，甚至提前5～15年预知癌症的发生！因为如果癌细胞不活跃或不存在，所有的指标都应该是0.5以下（最好是0）才对。千万不要等到有了肿瘤才来临时抱佛脚，到了那时，就要花费大量的金钱，并且遭受莫大的心理压力了。

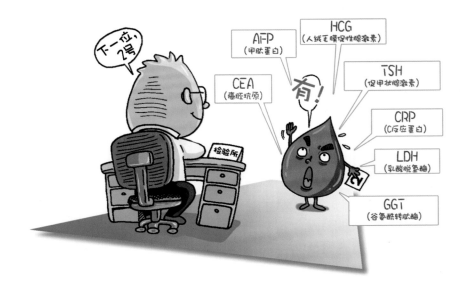

附录四　足部反射区彩色图解

足底反射区图

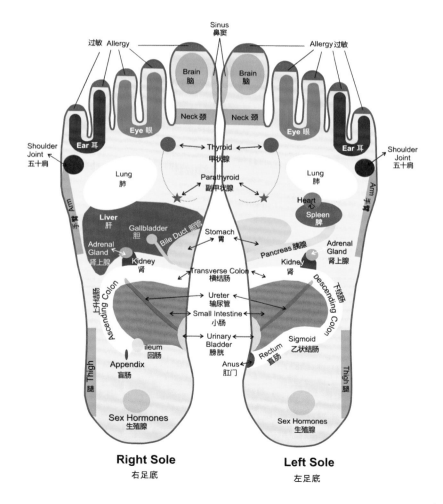

Right Sole
右足底

Left Sole
左足底

足背反射区图

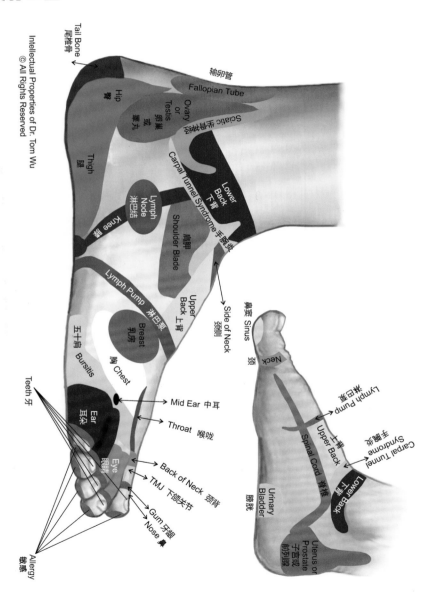

感谢支持、肯定和鼓励我的所有人

为了帮助更多人得到健康，我在2008年出版了《不一样的自然养生法》一书。没想到读者在实践的过程中出现了更多疑问，为了应对大家如潮水般的提问，我随即又出版了《不一样的自然养生法：实践100问》。

本以为这两本书可以让更多人远离病痛，我也可以安心退休，但想不到造访我的医疗中心的人不但没有减少，还增加更多重症病患。例如，已开过刀的心脏病人、坐轮椅的风湿病人、行动不便的糖尿病人、长期服药的脂肪肝病人、患有阿尔茨海默病（失智症）和帕金森病的病人，最多的则是被主流医学宣告放弃的癌症病人。这些人在看了这两本书后照着做，病情稍微有了改善，让他们重新燃起希望。正是他们让我生了恻隐之心，有了再写这第三本书的念头。在此，要先跟这些病人说声："谢谢你们的提醒，让我知道还有很多人需要帮助。"

我也要深深感谢我太太吴冯润钰博士。她表面上唠叨，但实则是不折不扣、不间断的鼓励，给了我精神上的勇气和支持。尤其是她说："只有再写一本书，才能让病人照顾好自己的健康，不用再来中心找你咨询，你才能真正无牵挂地退休。"让我下了决心写这本书。

此外，我要感谢于美人女士的力挺，还有琉璃光养生世界的创办人雷久南博士。在我受到一些亲人和盲从附和者的诋毁，情绪跌入谷底时，她苦口婆心地劝我："你不是为了这些人的诽谤而活，而是为了完成你来到这世界上肩负的医治使命而活。请将你所有宝贵的知识都写下来，替世人拔苦，并留下福荫给后代。"

然后就是感谢替我写序的郑宏志医生、何飞鹏社长、李妙珍护士长，以及在幕后协助我们的陈国珍、Daisy Chow及Evelyn Wong等姐妹。感谢你们的信任与勉励，让更多人有信心去做对自己健康有益的事。

最后要感谢的，还有城邦集团原水文化出版社的同仁，包括总编辑林小铃、编辑潘玉女和陈玉春。她们付出了很多时间及耐心协助这本书的整编和修润。我也要感谢邱大山经理和何飞鹏社长，他们对我专业的信任与肯定，使我能顺利出书，达成帮助大家改善健康的心愿。

在这里由衷地向上述各位幕前、幕后英雄，以及所有读者说声谢谢，没有你们的协力、鼓励、支持和忠告，这本书永远无法面世。